看護・医療系のための
からだと病気の基礎知識

鳥澤保廣・蜂谷正博 編

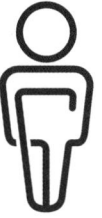

東京化学同人

まえがき

　医療は目覚ましく発展し，医療従事者をめざす皆さんには多くの期待が寄せられています．しかし，大事なことは，めまぐるしく変わる先端の知識ではなく，基礎の勉強（高校理科レベル）をしっかりしておくことです．この本の第1章には医療系学部で学ぶことの概要と職種について，前田 環先生（大阪医大・看護）のわかりやすい解説があります．

　『人の健康と生命に関わる職業は，法律で定められた国家試験に合格して免許を取得しなければ，その仕事に従事できません．国家試験では専門的知識だけでなく，基本となる体の構造と機能や病気について出題されます．選択肢から解答する試験ですが，複数の解答を選択する設問が多く，さらに患者の状況を設定した応用問題もあります．「正しく理解して十分な知識と応用力・判断力をもっているか？」が問われ，"まぐれ"では合格できない多角的な問題です．そして国家試験前になって学生がつまずくポイントは，意外にも高校レベルの理科にあります．』

　このように第1章では，まず医療系学部で学ぶ科目や，職種について紹介します．将来の職種と学習する科目，病気との関係について大まかな全体像を知って下さい．名前と定義を知る（覚える）ことが第一歩です．覚えなければ何も始まりません．
　第2章には，高校生物と高校化学の重要語句が並べられています．このような高校理科の言葉が自然に頭に浮かんでくるようになれば，専門の医療職へ一歩近づいたといえるでしょう．高校生物や高校化学は，大変多くの知識，話題を盛り込んでいて不消化になっている状態ですから，それらを並べ替えて，医療目線でまとめておくことが大事です．高校理科の教科書からの抜粋事項を簡単に，ざっと復習ができると思います．
　第3章からは本格的に病気の話に入りますが，この第3章は病気に関する一般的な知識（概論）です．病気の全体像をやさしく示しました．
　第4章から第11章までは個々の病気について学びます（病気の各論）．体の部位・器官ごとに重要な病気を拾い上げ概説していきます．看護目線の解

説に努めました．

　巻末には，基礎知識の確認をするための練習問題を載せました．この問題は国家試験にも関連するもので，いかに基礎知識が有用かわかります．

　以上11章から成る看護・医療の基礎知識は，大学初年度から2年次くらいで，ちょうど実習前に目を通しておきたい内容と考えられます．この手引き書では基礎から専門への流れを示しています．基礎知識が医療の現場でどのように生かされるかがわかるようにまとめたつもりです．

　本書の特徴は，やさしさだけではないことです．第1～3章はきわめてやさしく，一方，第4～11章は実戦的に，高度な内容が盛り込まれています．本書は大学関係者と，医療系予備校関係者のコラボによってつくった本ですから，将来の国家試験準備書としても十分活用できるものです．まだまだ改良の余地がありますが，基礎力がいかに実戦に通じるかを示す一例になればよいと願っています．

　本書の企画段階からご賛同，ご指導を頂きました大阪医科大学看護学部学部長　林　優子先生および，ご執筆の労をお執り下さいました同大学の前田　環先生には厚く御礼申し上げます．大阪薬科大学の梶本哲也先生にもご協力頂き，折にふれアドバイスを頂きました．

　実務をして下さった(株)東京化学同人の皆様方には，計画段階からのご理解，ご協力を頂きました．他書にない内容で，拙速に走らず，真に役立つ基礎本をつくるための試行錯誤に長い時間お付合い下さいましたことに感謝をいたします．とりわけご担当頂きました住田六連氏，福富美保氏には大変お世話になりましたことを書き加えて，お礼の言葉にしたいと思います．

2012年2月

鳥　澤　保　廣
蜂　谷　正　博

編　集

鳥　澤　保　廣　　高崎健康福祉大学薬学部 特任教授, 薬学博士
蜂　谷　正　博　　メビウス教育研究所 代表

執　筆

鳥　澤　保　廣　　高崎健康福祉大学薬学部 特任教授, 薬学博士
　　　　　　　　　　　　　　　　　　　　（第2,3章, 巻末問題）
蜂　谷　正　博　　メビウス教育研究所 代表（第4〜11章, 巻末問題）
前　田　　環　　大阪医科大学看護学部 教授, 医学博士（第1章, 巻末問題）

（五十音順）

目　次

第Ⅰ部　からだを知るための基礎

第1章　医療系学部で学ぶことと職種 … 3
1・1　科学的根拠に基づく医療に不可欠な基礎学習 … 3
1・2　看護師—生活行動という視点から学ぶ … 7
1・3　臨床検査技師—体の状態を把握するための検査を学ぶ … 11
1・4　臨床工学技士—体が機械につながるときを学ぶ … 16
1・5　理学療法士・作業療法士—身体的な回復と
　　　　社会的な回復を学ぶ … 20
1・6　診療情報管理士—診療情報について学ぶ … 26
1・7　大学で学ぶということ … 26
1・8　おわりに … 27

第2章　知っておきたい生物と化学の基礎知識 … 28
2・1　体をつくる物質：栄養素 … 28
2・2　体をつくる単位：細胞 … 30
2・3　体をつくる溶液 … 31
2・4　体の中の反応：同化（合成）と異化（分解） … 32
2・5　体の中の触媒：酵素の特徴と働き … 32
2・6　加水分解反応：水を使った分解反応 … 35
2・7　酸化と還元：最も基本的な化学反応 … 36
2・8　酸と塩基：中和反応 … 38
2・9　細胞分裂：体細胞分裂と減数分裂 … 39
2・10　遺伝と遺伝子：染色体とDNA … 40

2・11　動物の組織：上皮，結合，筋，神経の各組織……………… 42
2・12　ヒトの器官：病気を知るにはまず各器官系を知る ………… 43
2・13　刺激と感覚器：刺激と反応の基礎 ………………………… 45
2・14　体液と循環 ……………………………………………………… 46
2・15　気体（ガス）の運搬：肺胞と組織でのガス交換 …………… 48
2・16　免疫：自己を守るシステム …………………………………… 49
2・17　神経系による伝達（調節）…………………………………… 51
2・18　ホルモンと病気 ………………………………………………… 53
2・19　尿と尿素，尿酸 ………………………………………………… 53
2・20　おわりに ………………………………………………………… 55
　● 重要な臓器・器官系の仕組み（図）…………………………… 56

第Ⅱ部　知っておきたい病気

第3章　知っておきたい病気の基礎 …………………………… 61
3・1　病気（疾病，疾患）の定義 …………………………………… 61
3・2　薬の定義 ………………………………………………………… 62
3・3　病気の原因 ……………………………………………………… 63
3・4　病気の予防 ……………………………………………………… 66
3・5　病気の診断 ……………………………………………………… 67
3・6　病気と治療の歴史 ……………………………………………… 68
3・7　知っておきたい医学的検査（臨床検査）の基礎 …………… 76

第4章　循環器・血液系の病気 ………………………………… 77
高血圧 …………………………………………………………………… 77
狭心症 …………………………………………………………………… 83
心筋梗塞 ………………………………………………………………… 88
心不全 …………………………………………………………………… 91
不整脈 …………………………………………………………………… 94
鉄欠乏性貧血 …………………………………………………………… 96
白血病 …………………………………………………………………… 98

第5章　脳・神経系の病気 ･････････････････････････ 102
　脳　梗　塞 ･･ 102
　脳　出　血 ･･ 105
　アルツハイマー病（アルツハイマー型認知症） ･･････････ 109
　パーキンソン病 ････････････････････････････････････ 111
　重症筋無力症 ･･････････････････････････････････････ 113
　　●コラム１　薬の効かない重症筋無力症？ ････････････ 115

第6章　消化器系の病気 ･････････････････････････････ 116
　消化性潰瘍（胃・十二指腸潰瘍） ･･････････････････････ 116
　食　道　癌 ･･ 120
　胃　　　癌 ･･ 123
　大　腸　癌 ･･ 126
　肝　　　炎 ･･ 128
　肝硬変・肝癌 ･･････････････････････････････････････ 131

第7章　呼吸器系の病気 ･････････････････････････････ 134
　気管支喘息 ･･ 134
　肺　気　腫 ･･ 138
　肺　　　癌 ･･ 141

第8章　感　染　症 ･･･････････････････････････････ 144
　インフルエンザ ････････････････････････････････････ 144
　　●コラム２　新型インフルエンザと高病原性鳥インフルエンザ ････ 145
　結　　　核 ･･ 146
　院内感染 ･･ 149
　　●コラム３　後天性免疫不全症候群（エイズ） ･･････････ 150
　食　中　毒 ･･ 151

第9章　生殖器の病気 …… 156
　乳癌/子宮癌 …… 156
　前立腺肥大症 …… 159

第10章　代謝・内分泌／免疫系の病気 …… 162
　糖尿病 …… 162
　痛風（高尿酸血症）…… 165
　バセドウ病 …… 167
　関節リウマチ …… 170
　花粉症／アトピー …… 173
　脂質異常症 …… 175

第11章　こころの病気 …… 180
　統合失調症 …… 180
　気分障害（躁うつ病）…… 182

巻末問題 …… 187
巻末問題の解答 …… 198
索　引 …… 203

第I部

からだを知るための基礎

1 医療系学部で学ぶことと職種

1・1 科学的根拠に基づく医療に不可欠な基礎学習

　誰もが"健康に生きる"ことを願います．しかし健康な状態のままで一生を終えることができる人はきわめてまれで，健康を損なうと病院へ行って回復を目指すことになります．そこで登場するのが，医師，歯科医師，薬剤師，看護師，保健師，助産師，診療放射線技師，臨床検査技師，理学療法士，作業療法士，視能訓練士，臨床工学技士，義肢装具士，救命救急士などの医療従事者です．人の健康と生命に関わるこれらの職業は，法律で定められた国家試験に合格して免許を取得しなければ，その仕事に従事できません．

　各職種の国家試験では専門的知識だけでなく，基本となる体の構造と機能や病気について出題されます．選択肢から解答する試験ですが，複数の解答を選択する設問が多く，さらに患者の状況を設定した応用問題もあります．「正しく理解して十分な知識と応用力・判断力をもっているか？」が問われ，"まぐれ"では合格できない多角的な問題です．そして国家試験前になって学生がつまずくポイントは，意外にも高校レベルの理科にあります．専門的な技術は学内演習や臨床実習で興味深く学べますが，その背景にある理論を理解するには高校までに学ぶ化学・生物・物理の知識が不可欠です．

　これらの高校理科の知識が役に立つのは，実は就職後の医療現場です．医療行為に関わるマニュアルにはどれも，そうした方が良いという科学的な根拠があります．しかしマニュアルの手順どおりにいかない場合もあります．そのような場合は前提となる根拠が適応していない可能性があり，やり方を見直す必要があります．その際，「これまでなぜその方法がとられていたのか？」を理解していれば，例外的な状況にも臨機応変に対応できます．今日，医療現場で

は，個人の経験に頼るのではなく，**科学的根拠に基づく医療**（EBM；evidence-based medicine）を実践することが重要視されています．その"科学的根拠"の土台となる基礎学習は，化学・生物・物理の高校理科や大学教養科目なのです（図1・1，表1・1）．

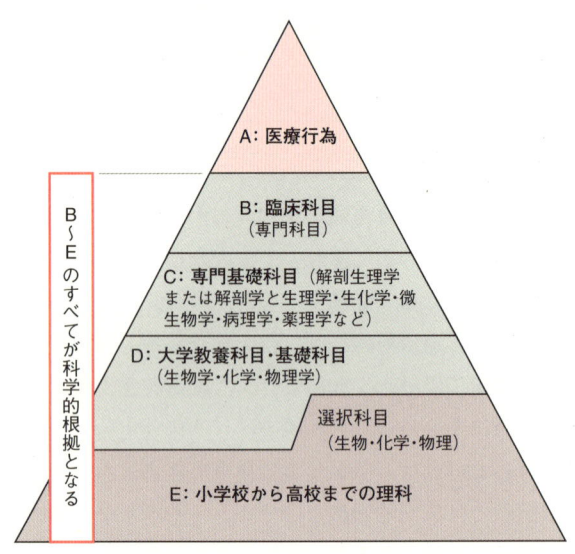

図1・1　科学的根拠に基づく医療を行うために土台となる科目

では高校理科の知識が"科学的根拠に基づく医療"にどのように必要になってくるのか，心不全を例にして説明しましょう．

心不全の患者に接する際，看護師は「どう援助するか？」，臨床検査技師は「必要な検査は何か？」，臨床工学技士は「手術現場での自分の役割は何か？」，理学・作業療法士は「リハビリや作業療法をするときの注意点は何か？」と，職種によって課題はさまざまです．しかし課題に取りかかる前に，職種に関わらず"心不全とは何か"を知らなくてはなりません．この知識を学ぶのは図1・1Cの専門基礎科目，各職種の課題が解決できるように具体的な対処方法を学ぶのが図1・1Bの臨床科目（専門科目）です．

さて，この心不全というのは，疾患名ではなく，心臓がうまく働かなくなった状態であり，いろいろな原因で起こります．代表的な心臓の疾患である心筋

表1・1 医療系学部で学ぶ科目のさまざまな名称

	基礎科目 総合基礎科目 教養科目	専門基礎科目	専門科目 臨床科目
看護師	生物学 化　学 物理学 （細胞生物学など別の科目名がついている場合もある）	人体の構造と機能（解剖生理学，体の仕組みと働き） 薬理学，栄養学 疾病の成り立ちと回復の促進（病理学，病態学，病気の成り立ち）	基礎看護学，在宅看護論，成人看護学，老年看護学，小児看護学，母性看護学，精神看護学
臨床検査技師		解剖学，生理学，生化学，病理学，血液学，微生物学，免疫学	病理組織細胞学，臨床生理学，臨床生化学，臨床免疫学，臨床血液学，臨床微生物学，医用電気電子工学，医用機械工学，生体機能代行装置学，医用治療機器学，生体計測装置学，医用機器安全管理学
臨床工学技士		人体の構造と機能（解剖生理学），病理学	生体機能代行装置学，医用治療機器学，生体計測装置学，医用機器安全管理学
理学療法士		解剖学，生理学，運動学，病理学概論	運動学，臨床心理学，リハビリテーション医学，理学療法学
作業療法士			運動学，臨床心理学，リハビリテーション医学，作業療法学

梗塞もその原因の一つです．

心筋梗塞とはどのような疾患なのかを学ぶのは図1・1Cの専門基礎科目に属する**病理学**や**病態学**で，以下のように説明されます．

「心筋梗塞は，<u>冠状動脈</u>が塞がり，血液すなわち酸素が送られなくなって，<u>心筋細胞</u>が<u>壊死</u>*¹ に陥る疾患です．激しい胸痛が起こり，心臓が十分に動かなくなる心不全に陥り，死亡することもあります．死に至らなくても，心不全が続くと肺に血液が余分に貯まる<u>肺うっ血</u>*² という状態になり，呼吸困難がひき起こされます（図1・2）．」

下線を引いた用語は**解剖学**で学び，二重線を引いた用語は病理学の前半で学びます．この解説を理解するためには，"冠状動脈：心臓そのものに酸素を送

---
*¹ 生体内で細胞が部分的に死ぬこと．
*² 肺の毛細血管に静脈血（二酸化炭素が多い血液）が過剰に貯まった状態．

る血管"，"心筋細胞：収縮して血液を全身に送る心臓の細胞"という解剖学の知識が必要です．その前提となっているのが，すでに高校までに学んだ"酸素がなくては細胞が生きられない"という知識です．肺うっ血については，実は小学校でも習う"肺で酸素を得た血液は肺から左心房に送られる"という肺と心臓の関係の応用です．

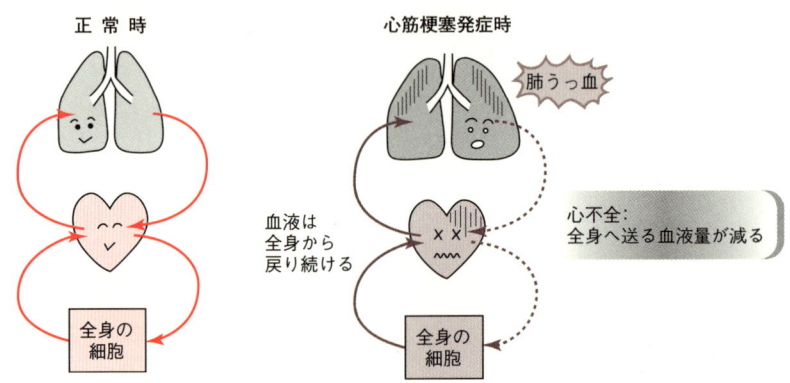

図1・2 血液の循環 心筋梗塞発症時には，心臓から全身の細胞への血液の流れ，さらに肺から心臓への流れ（点線の矢印）がとどこおることによって，肺に余分な血液がたまる（肺うっ血）．

したがって図1・1に示したように，高校理科を土台として，大学の基礎科目*，専門基礎科目，専門科目はピラミッド型となって密接につながっています．土台がしっかりしていなければ，ピラミッドの頂点にある"科学的根拠に基づく医療行為"が実践できないことになります．

高校理科の知識がいかに重要であるか，理解していただけましたか？ 心不全の例でも確認したように，大学初年度に解剖生理学で学ぶ"人体の構造と機能"は，おもに高校までに学んできた生物の発展編です．専門基礎科目では，高校までの知識は知っているものとして進行します．高校時に選択していない理科の科目がある学生は，その科目を選択した学生と差がついているという事実を受け止めて，しっかり勉強して下さい．多くの大学では，生物学，化学，

---

* 教養科目，総合基礎科目など大学によって名称は異なる（表1・1）．

物理学が必修または選択で履修できるようになっていますので，苦手な分野があれば，大学の基礎科目でも復習できます．なお，ここからは便宜上，高校理科や大学基礎科目の生物学・化学・物理学で学ぶべき内容全体を指す場合は，〈理科〉とまとめることにします．

　以下，各職種の実務に合わせて，解剖生理学を中心に〈理科〉からつぎのステップとなる専門基礎科目へ発展させていくための視点を紹介します．職種としては看護師，臨床検査技師，臨床工学技士，理学療法士・作業療法士，診療情報管理士を取上げます．それぞれの実務に対応させていますが，取上げた内容は職種の枠を超えて共通する基本的な項目ばかりです．**チーム医療**を実践するためには自分が目指していない職種に対する理解も必要ですので，ぜひ，他の職種の項目にも目を通して下さい．

1・2 看護師─生活行動という視点から学ぶ

　本題に入る前に**看護職**について説明します．看護職には，**看護師・保健師・助産師**があり，**保健師助産師看護師法**で規定された職種です．厚生労働大臣の免許を受けて，保健師は"保健指導に従事する"[*1]，助産師[*2]は"助産または妊婦，じょく婦[*3]もしくは新生児の保健指導を行う"，看護師は"傷病者もしくはじょく婦に対する療養上の世話または診療の補助を行う"と定められています．したがって病人だけを対象とするわけではありません．なお保健師・助産師の資格は，看護師でなければ取得できません[*4]．ここでは看護師に話を絞ることにします．

　看護の基本は，看護される人が自立した生活を安全に送れるように支援することです．日本看護協会の"看護者の倫理綱領"には，"看護は，あらゆる年代の個人，家族，集団，地域社会を対象とし，健康の保持増進，疾病の予防，健康の回復，苦痛の緩和を行い，生涯を通してその最期まで，その人らしく生

[*1] 看護師も保健指導を行うが，保健師を名乗ってよいのは保健師の資格をもっている場合だけで，これを名称独占という．
[*2] 助産師の資格は女性に限られている．
[*3] 出産後，母体が正常に回復するまでの期間（通常6～8週間）における女性のこと．
[*4] 受験資格があれば，三つの国家試験を同じ年に受験することは可能である．

を全うできるように援助を行うことを目的としている"と記されています．つまり，日常の生活行動のなかで食事，排泄，運動，睡眠などを快適に行えるように援助することが，看護の大きな目標の一つです．逆に言えば，食物を飲み込めない，トイレに行けない，歩けないという状態に対して「どういう援助を行うか？」が課題となります．すなわち，看護師にとって最も重要なことは**"生活行動"**という視点です．

ここでは，"生活行動"のなかでも"食べる（食行動）"，"トイレに行く（排泄行動）"への援助を通して，〈理科〉で学ぶ知識を専門基礎科目にいかに発展させていくのかを説明します*1．なお，下線を引いた語句は〈理科〉で学んでおくべき用語です．

誰もが毎日食事をしますが，食べて排泄するまでの間，体のあらゆる器官系*2が関わり，協調し合っています．一つの器官がうまく働かなくなると，さまざまな症状を起こす原因となります．

では，空腹を感じるところから，食物を食べて排泄するまでを順を追ってみていきましょう．まず，空腹を感じるのは中枢神経です．入院が続くと，食欲がなくなる患者がいます．どうすれば患者の食欲を取戻すことができるのでしょうか？　摂食中枢*3が刺激されると食欲が増し，抑制されると食欲は低下します．何が摂食中枢に働きかけるのか，思い至ることが必要です．

つぎに，食行動では，視覚や嗅覚で食物を認識し，運動神経が腕の筋肉を動かして食物を口に運びます．腕にケガをした状態や，横になった状態で食事をするのは，大変不便です．この不便さにどう対応すればよいのでしょうか？

口では，食物を歯でかみ砕きながら唾液と混ぜ合わせた後に，食道へと飲み込みます．このとき，気管に食物が入ってしまうと肺炎（§1・3・1参照）の原因になります．うまく飲み込めない場合，どのように援助したらよいのでしょうか？　飲み込めない原因によって援助の仕方は異なります．

---

*1　理学・作業療法士の項（§1・5）の"運動"も生活行動の基本で，また臨床工学技士の項（§1・4）の"体液"は"飲水と排尿"に密接に関係する．

*2　脳，肺，胃，筋肉など体を構成する要素を**器官**といい，一連の働きをするいくつかの器官の集まりを**器官系**という．神経系，呼吸器系，消化器系，運動系など．

*3　大脳の視床下部にあり，血液中のグルコース（ブドウ糖）濃度が下がると刺激されて摂食行動を起こすが，精神的な影響も受ける．

食物が食道を通過して胃に送られると，食物の胃壁との接触が刺激となって胃液が分泌され，混ぜ合わされます．胃に続く十二指腸では，さらに胆汁と膵液が混ぜ合わされて消化が進みます．胃癌を手術して胃を取ってしまった患者では，何が起こるのでしょうか？

消化された食物は蠕動運動[*1]で空腸・回腸に送られ，その粘膜内の毛細血管やリンパ管から食物中の栄養素が吸収されます．この栄養素が門脈を介して肝臓に送られ，体に必要な物質[*2]へ代謝されて全身へ送られます．栄養が不十分で起こる疾患もあります．足りない栄養を補うには，どのような食事をすればよいのでしょうか？

一方，食物の残りは大腸を経て肛門から排泄されます．毎日，排便するのが理想ですが，排便の頻度がどれくらい減ったら異常と判断されるのでしょうか？　トイレに行けない患者はどうやって排便をしたらよいのでしょうか？

疑問形で示した箇所（灰色の部分）は，おもに専門科目で学びます．この疑問に答えるには，専門基礎科目までに学ぶ"空腹を感じる仕組み""嚥下[*3]運動に関係する筋肉と神経の仕組み""消化管と消化腺の仕組み""排便に働く筋肉と神経の仕組み""体に必須な栄養の種類""栄養不足によって起こる疾患"などの知識が必要なのです．当然ながら，これらを理解するためには下線部の〈理科〉で学ぶ用語を知っておくことが不可欠です．

もう少し詳しく〈理科〉から専門基礎科目へのつながりを確認しておきましょう．たとえば排便ですが（図1・3），まず直腸内に便が貯まると，その圧力が刺激となり，副交感神経が直腸に蠕動運動を起こして内肛門括約筋[*4]を緩めます．トイレに着くまでは意識的に外肛門括約筋を収縮させて我慢しますが，トイレに着くと今度は意識的に腹圧をかけることによって便を出そうとし

[*1] 消化管の筋肉（平滑筋）によって起こる動きで，消化された食物を下方へ押し進める．
[*2] 吸収したタンパク質や脂質などの栄養素を，細胞が人体で必要な形につくりかえた状態のタンパク質や脂質など．タンパク質には，血液を凝固させるフィブリノーゲンや，生体防御に働く免疫グロブリン，酵素や一部のホルモンなどがある．同時につくられるエネルギーについては§1・4（臨床工学技士の項）を参照．
[*3] 飲み込むこと．
[*4] 肛門括約筋は収縮することによって肛門の出口をふさぐ筋肉．内肛門括約筋は不随意筋（平滑筋）で自分の意志では収縮できないが，随意筋（横紋筋）である外肛門括約筋の働きでトイレに着くまで我慢することができる．

ます．副交感神経はリラックスした状態で優勢な自律神経です．ところが寝たままで排泄しようとすると，慣れないことなので緊張して，なかなか排便できません．つまり，寝たままの状態での排便を援助するには，いかにリラックスした状態にするか，腹圧をかけるにはどうしたらよいかを考える必要があるわけです．患者の精神状態や体格によって，リラックスの仕方や腹圧のかけ方は違うでしょう．そこから先はマニュアルにはない応用となり，副交感神経や，腹圧をかけるときに働く神経と筋肉の知識が役に立つのです．

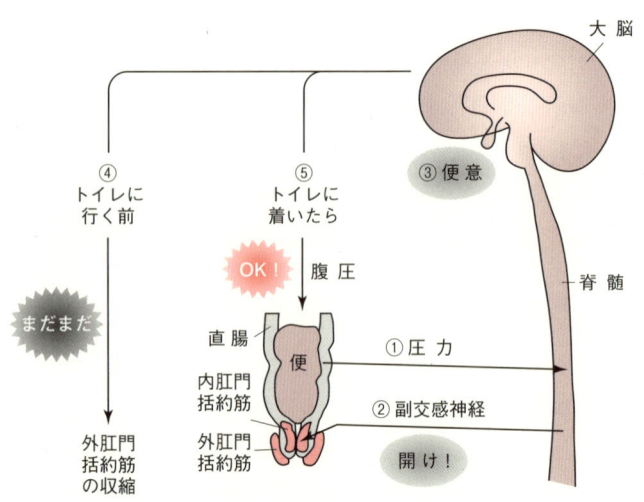

図1・3 排便における神経と筋肉の働き 説明は本文参照．

　神経の働きや消化・吸収の過程は，体の中で起こっていることで目に見えないため，看護という仕事には関係ないように感じるかもしれません．しかし，科学的な根拠に基づく看護を行うには，〈理科〉の知識を前提として体の仕組みと働きを理解していく必要があるのです．

　これからは，解剖学的な名称や栄養素を機械的に暗記するのではなくて，
「何のために必要な知識なのか？」
「それらが生活行動のどこに結びつくのか？」
を意識しながら学びましょう．

1・3 臨床検査技師——体の状態を把握するための検査を学ぶ

臨床検査技師とは，臨床検査技師等に関する法律（臨床検査技師法）で，"厚生労働大臣の免許を受けて，臨床検査技師の名称を用いて，医師または歯科医師の指示の下に，微生物学的検査，血清学的検査，血液学的検査，病理学的検査，寄生虫学的検査，生化学的検査および厚生労働省令で定める生理学的検査を行うことを業とする者をいう"と定められています．これらの**臨床検査**は体の状態を把握し，異常がある場合にはその原因を突き止めて病名や治療方針を決定するために行われます．たとえば，血液学的検査は赤血球や白血球の数が正常な範囲にあるか，などを調べます．代表的な検査を表1・2にまとめました．

表1・2 代表的な臨床検査の種類と目的

検査の種類	検査の対象	得られる検査値や調べる対象
微生物学的検査	喀痰・尿・血液	細菌はいないか？ どんな種類の細菌か？
寄生虫学的検査	糞便	寄生虫やその卵はないか？
血清学的検査	血液	ウイルス関連抗原・抗体，血液型（ABO式ほか）
病理学的検査	喀痰・尿 胃粘膜などの組織	癌細胞はないか？ 癌か，それ以外の病気か？
血液学的検査	血液	赤血球・白血球・血小板の数，ヘモグロビン値
生化学的検査	血液 尿 糞便	血中の糖，タンパク質，脂質の値，酵素活性[†] 血液やタンパク質が混ざっていないか？ 血液が混ざっていないか？
生理学的検査	心臓 肺 脳	心電図 肺気量分画（肺活量など） 脳波

[†] 細胞中に含まれているさまざまな酵素は血液中にも流れているが，細胞が破壊されると，その細胞に含まれる酵素が血液中に増加する．たとえば肝臓が悪くなると血液中に増える酵素があり，肝機能検査におけるマーカーとして利用できる（第6章 肝臓の病気の項参照）．

臨床検査の基本は，目的に応じた検査方法を選択して，正しく検査をすることです．検査材料である血液や尿などの保存状態が悪かったり，検査の手順，使用する試薬に誤りがあったりしては正しい結果は得られません．臨床検査技

師にとって，正しく測定するには，検査の目的と原理が重要な視点となります．ここでは臨床検査を，① 病原体を探す検査，② 癌細胞を探す検査，③ 各器官の状態を調べる検査，に分けて，それぞれの検査の目的や原理を理解するためには，〈理科〉で学ぶ知識を専門基礎科目にどのように発展させていくのかを説明します．

1・3・1 病原体を探す検査

病気をひき起こす微生物は病原微生物とよばれ，ウイルス・細菌・真菌[*1]などがあります．また，肉眼で見えるため微生物とは区別されますが，寄生虫も病気の原因になります．この章ではウイルス・細菌・真菌・寄生虫をまとめて**病原体**とよび，それらによってひき起こされた疾患を**感染症**とよぶことにします[*2]．

さて，感染症の症状は，鼻水や咳，嘔吐や腹痛，皮膚のかゆみなどさまざまです．このような症状から感染症が疑われると，原因である病原体を探す検査が行われます．ここでは，肺炎を例にあげてみましょう．肺の役割は，空気を取込んで毛細血管中の赤血球に酸素を与えることです．肺炎はその空気を入れる肺胞部分に異物が入り込んで起こった疾患です．原因となる異物には，インフルエンザウイルス，肺炎双球菌などの病原体，誤嚥[*3]した食物などがあります．原因が突き止められなければ適切な治療は行えません．そこで痰や血液を調べて，原因が肺炎双球菌であるとわかれば，有効な抗生物質を選んで治療できます．

検査方法は病原体ごとに異なるので，医師は症状から原因を推測して検査を依頼します．細菌は光学顕微鏡[*4]で観察できますが，大まかな分類しかわかりません．そこで，痰・血液・尿などに含まれる細菌を培養してその種類を特

[*1] 真菌にはカビ（糸状菌），酵母，キノコが含まれるが，病原となるのはカビである．
[*2] 寄生虫は科目としては微生物学で一緒に学習する場合もあるが，学問としては寄生虫学あるいは医動物学の対象である．寄生虫による疾患は**寄生虫症**とよばれることもある．
[*3] 食道に入るべき食物が気管に入ってしまうこと．
[*4] 対物レンズ4～100倍，接眼レンズがおもに10倍の顕微鏡で1 mmの100分の1～5000分の1まで観察できる．通常，顕微鏡というときは光学顕微鏡を指す．これに対して電子顕微鏡は，さらにその1000分の1以上の観察ができてウイルスを見ることができる．

定します．これは**微生物学的検査**の代表的な手法です．真菌も培養されることがありますが，水虫の原因となる真菌は，皮膚のかけらを顕微鏡で観察してその種類を確認することができます．**寄生虫学的検査**では，消化管内に寄生虫がいるかどうか，顕微鏡で糞便中の虫体や卵を探し，その種類を判定します．ウイルスは細菌よりも小さく，光学顕微鏡で見ることができず，培養も難しいため免疫・血清学的検査＊を行います（図1・4）．

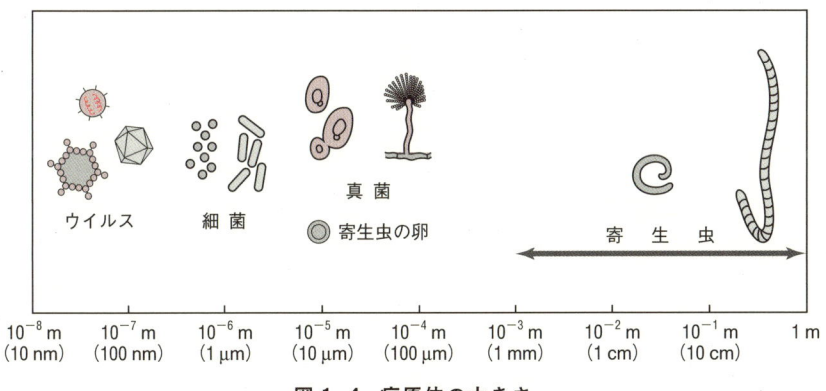

図1・4　病原体の大きさ

免疫・血清学的検査は，その名称から免疫力を調べる検査と勘違いする学生がいますが，免疫反応を利用して行う検査です．ウイルスの確認のほかに，血液型検査，ツベルクリン反応にも使われます．ウイルスについては"抗原に抗体が反応する"という免疫反応を利用します．まず，検査したいウイルス（抗原）に対する検査用抗体を用意します．この検査用抗体には，抗原と反応したら目で見てわかるように工夫がしてあります．検査用抗体を血液に加えて反応が起これば，ウイルスが存在していることがわかるという仕組みです．逆に，ウイルスに対抗して患者の免疫がつくった抗体に，検査用抗原を反応させるという検査もあります．この複雑な手法を理解するためには，抗原抗体反応の原理をしっかり把握しておかなくてはなりません．そうでないと，何を検査しているのかわからなくなってしまいます．

＊　臨床検査技師法では血清学的検査となっているが，教科書や病院の検査部門では，免疫・血清学的検査あるいは免疫血清検査などの名称が使われていることが多い．

このように，病原体ごとで異なる検査方法の原理を理解するには，「細菌はどんな性質をもつか？」「ウイルスはどんな構造か？」などの知識が必要です．病原体の大きさ（図1・4参照）も重要ですが，それだけではありません．詳しくは専門基礎科目である**微生物学**で勉強しますが，その前提となるのは〈理科〉の知識です．つまり「原核生物とは何か？」「DNA, RNAとは何か？」という土台の上に，"細菌は原核生物であり，通常は細胞壁をもつが，例外的に細胞壁をもたないものもある""ウイルスはDNAだけ，またはRNAだけから構成されていて，他の細胞に入り込んで増殖する"という専門基礎科目の内容が積み重なります．そして「どうやって検査するのか？」という専門科目につながっていくわけです．

1・3・2 癌細胞を探す検査

癌は体を構成している正常な細胞が変化して異常に増えすぎてしまう病気です．レントゲン写真などで癌が疑われるような塊が発見されると，**病理学的検査**によって癌かどうかが診断されます．診断そのものは医師である病理医が行い，臨床検査技師は標本作製を行います．たとえば，患者の胃の病変部を内視鏡検査や手術で切り取るのが内科医や外科医の仕事，その病変部の標本（プレパラート）を作製するのが臨床検査技師の仕事，その標本を顕微鏡で観察して「胃癌かどうか？」「癌は取りきれているか？」を診断するのが病理医の仕事です．また臨床検査技師は，切り取ってきた組織だけでなく，喀痰や尿に含まれる細胞の標本も作製します．これは"細胞診"とよばれ，患者にとって痛みなどの負担が少ない検査なので健康診断としても実施されます．細胞診の数は多く，病理医がすべてを診断するのは難しいため，標本の中に異常な細胞がないかをチェックするスクリーニング[*1]についても臨床検査技師の仕事となります[*2]．細胞診では，顕微鏡で観察している細胞は「どの臓器のものか？」「正常か？ 異常か？」「癌か？ それ以外か？」を見分けなくてはなりません．癌細

[*1] もともとの意味は"ふるいにかけること"．健康診断などでさらに詳しい検査をすべき人を見つける場合などに使われ，この時点ではまだ病気とは限らない．
[*2] スクリーニングの専門家として**細胞検査士**という資格があり，臨床検査技師を対象として学会が実施する試験に合格することによって取得できる．

胞の特徴は**病理学**で学びますが，異常かどうかを理解するために，前もって**解剖学***で正常な細胞の特徴を勉強します．正常細胞の形態は器官によって異なり（図1・5），四角いとか細長いというだけでは判断に苦労します．「それぞれの細胞にどんな働きがあるか？」という基本から推測すると，細胞の特徴を理解するのに役立ちます．たとえば，肝臓がつくる胆汁は黄色で，顕微鏡で肝細胞を観察すると黄色い粒として確認できます．これを"肝臓は胆汁をつくる"という〈理科〉の知識と結びつけると，機械的に暗記するよりも効率よく覚えられます．

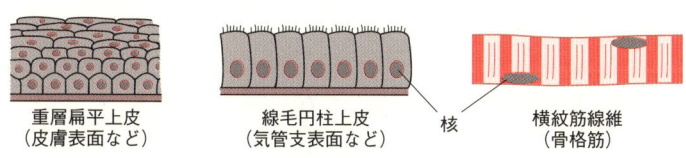

重層扁平上皮　　　線毛円柱上皮　　　　　横紋筋線維
（皮膚表面など）　（気管支表面など）　核　（骨格筋）

図1・5　体細胞のさまざまな形状

1・3・3　各器官の状態を調べる検査

　心電図・脳波・筋電図などの**生理学的検査**では，「心臓・脳・筋肉を流れる電流が測定装置によってどのような波形を描くのか？」「異常な波形は，どんな体の異常を示しているのか？」という専門科目の内容に，電流という物理の基礎がつながります．

　また，**血液学的検査**では赤血球・白血球・血小板，**生化学的検査**では酵素やホルモンなど〈理科〉で学んだ用語がよく出てきます．「赤血球や酵素などをどうやって検査するか？」という専門科目の内容を学習する前に，健康な状態での数値を知っておく必要があります．検査値が「正常か？　異常か？」，異常な場合は「何かの病気なのか？」それとも「病気でさえ起こりえないようなおかしな値ではないのか？」を判断しなくてはならないからです．

　「酵素やホルモンの検査値が，どの器官の状態を表しているのか？」も重要です．たとえば，"成長ホルモンは下垂体前葉から血液中に分泌される"とい

---

*　細胞や組織について学ぶ科目は解剖学であるが，学問的には**組織学**とよばれる．

う〈理科〉の知識が土台となって「血液中の成長ホルモンの値が高すぎたり低すぎたりすると，下垂体前葉に異常があるのではないか」という推測が成り立ちます．逆に，下垂体前葉の状態を把握する検査の一つとして，成長ホルモンの測定が選べるわけです．つまり，適切な検査を選ぶための土台は，〈理科〉でも学ぶ正常な体の仕組みなのです．

§1・3・1～§1・3・3でみてきたように，検査の目的と原理を理解して正しい検査を行うために，検査の対象の特徴をしっかり学びましょう．検査の対象は，微生物，細胞，器官，ホルモン，酵素などさまざまですが，どれもその基本は〈理科〉で学んでいることなのです．

1・4 臨床工学技士──体が機械につながるときを学ぶ

臨床工学技士とは，臨床工学技士法で"厚生労働大臣の免許を受けて，臨床工学技士の名称を用いて，医師の指示の下に，生命維持管理装置の操作（生命維持管理装置の先端部の身体への接続または身体からの除去であって政令で定めるものを含む）および保守点検を行うことを業とする者"と定められています．このなかにある**生命維持管理装置**とは，"人の呼吸，循環または代謝の機能の一部を代替し，または補助することが目的とされている装置"で，手術で使われる**人工心肺装置**や，腎臓の働きが悪い患者に使われる透析装置などのことです．外科医が心臓を手術するときには心臓を停止させる必要があり，心臓の代わりに全身へ血液を送る機能をもった人工心肺装置が使われます．また，腎臓がうまく働かなくなると透析，つまり**血液浄化装置**で血液中に貯まった不要な物質を取除きます．これらの装置を操作し，保守点検することが臨床工学技士の仕事です．

さて，心臓が血管を介して全身へ血液を循環させることについては§1・1で復習しました．体が人工心肺装置や血液浄化装置につながるときには，血液をいったん体外に出して再び血管内へ戻して循環させます．本来は体の中を流れている血液を機械に流すのですから，「機械を通すことによってどのような不都合が起こるか？」を考える必要があります．たとえば，血液凝固という問題があります．指を切るなどのケガをした場合，流れ出た血液は固まって自然

に出血が止まります.しかし手術や透析を行っている最中に,人工心肺装置や血液浄化装置の中で血液が固まると命に関わります.

このように血液の循環は基本ですが,臨床工学技士にとって重要なのは,**体液の循環**という視点です.ここでは「体液とは何か？」「体液はどのように循環するのか？」を通して,〈理科〉を専門基礎科目にどのように発展させていくのかを説明します.

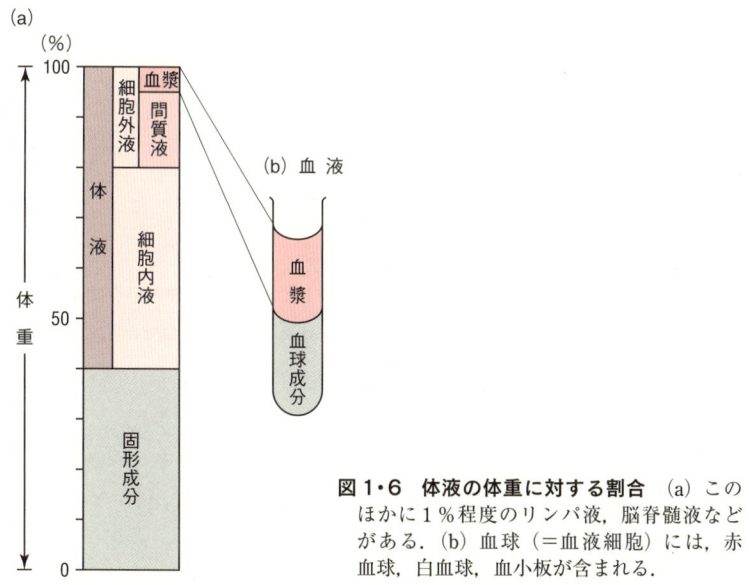

図1・6 体液の体重に対する割合 (a) このほかに1％程度のリンパ液,脳脊髄液などがある.(b) 血球(＝血液細胞)には,赤血球,白血球,血小板が含まれる.

生物の体には水分,すなわち体液が含まれていて,生命にとって不可欠であることは,〈理科〉で学習済みですが,改めてその理由を確認しておきましょう.生命は,栄養をエネルギー*や必要な物質(p.9,脚注*2参照)に変換する化学反応によって維持されています.化学反応とは,材料である物質を酵素の働きで別の物質に変える反応です.水はこの化学反応に不可欠なのです.水は化学反応の材料であると同時に,栄養や酸素などを供給する働きもあります.また,酵素が働けるように温度や水素イオン指数(pH)などの環境を整え,反

---

* 運動エネルギーとして筋肉の収縮や,熱エネルギーとして体温の上昇などに使われる.

応の場を提供しています．つくられた物質を他の細胞へ運ぶのも水の役割です．

　では，医療系で扱う**体液**について説明します．辞書では"血液・唾液・汗などの分泌液"という説明もありますが，医療における体液とは，**細胞内液**[*1]と**細胞外液**（図1・6a）を指します．細胞内液は細胞内に含まれる水分であり，細胞外液は血液の液体成分である血漿と，その血漿から細胞の周囲にしみ出した間質液です．体液は体重の約60％にあたります．

　体液の循環で気をつけなくてはならないのは，**血液**と**血漿**の使い分けです．血液は，赤血球・白血球などの細胞成分と液体成分に分けられます（§2・14も参照）．血漿は，この液体成分のことです（図1・6b）．毛細血管を流れる血液から，血漿成分が血管外の細胞の周囲，すなわち間質へしみ出したものが**間質液**（組織液）です（図1・6a）．血漿の90％は水ですが，そこに含まれる水素イオンやナトリウムイオンなどの電解質[*2]，酵素やホルモン，糖・アミノ酸・脂質などの栄養素，酸素などが，水とともに間質へ出ていきます．細胞は間質液から必要な物質を受け取って化学反応を起こし，生命を維持するために必要なエネルギーや物質をつくります．つくり出された物質は，細胞内液に酸素や栄養素を供給するときとは逆の方向，つまり細胞内液→間質液→血漿と移動し，毛細血管内へと戻ります．再び血液の流れにのった物質のうち，二酸化炭素は肺から，老廃物や余分な水分は腎臓から体外へ排出されます．腎臓は体にとって有害なアンモニア[*3]などを排泄するだけでなく，水素イオンなどの電解質が多すぎれば排泄し，足りなければ体内に維持して体液中の電解質やpHを一定に保つという作業も行います．腎臓は"血液をきれいにする"といわれますが，正確には"血漿をきれいにする"ということになります．

　ここまでの説明では，血漿⇌間質液，間質液⇌細胞内液で，物質や水がどのような仕組みで移動するかはふれていません．その仕組みを理解するためには〈理科〉で学ぶ"拡散"と"浸透"がキーワードとなります（図1・7）．

[*1]　生物学では細胞外にある溶液を体液といい，細胞内液を細胞液とよぶが，医療系では細胞外液と細胞内液をあわせて体液とよぶ．

[*2]　水などの溶媒に溶けて電離し陰陽のイオンを生じる物質が電解質であるが，医療系で電解質検査というときは，ナトリウムやカリウムなどのイオン濃度を表す．

[*3]　アンモニアは，肝臓でタンパク質が代謝されて発生する．無毒な**尿素**に変換されて血中へ入る．

拡散では分子が濃い方から薄い方に散らばっていきます．酸素は，肺胞内の空気→肺の毛細血管内の血液，末梢の毛細血管内の血液→間質液→細胞内液へと，酸素濃度が濃い方から薄い方へと拡散します．二酸化炭素は，酸素とは逆の経路で，二酸化炭素濃度が濃い方から薄い方へと拡散します．

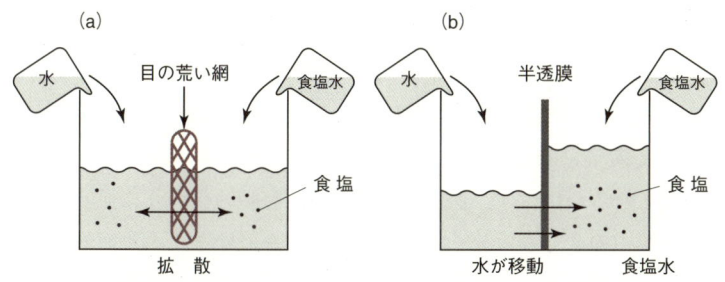

図 1・7 拡散と浸透 (a) 水位は変化せず，左右の塩分濃度は均一となる．
(b) 同量を入れても，水が移動し，食塩水側の水位が上昇する．

浸透は，半透膜をはさむ濃度が違う溶液間の分子の移動です．たとえば濃度の違う食塩水があるとき，食塩は半透膜を通れず，水の分子だけが薄い方から濃い方へと移動します．細胞内液→間質液（図 1・8 b），間質液→血漿（図 1・8 c）への水の移動は浸透で，それぞれ細胞膜と毛細血管の壁が半透膜として働きます．なお，血漿から間質液への水の移動は，血圧＊で押し出されるこ

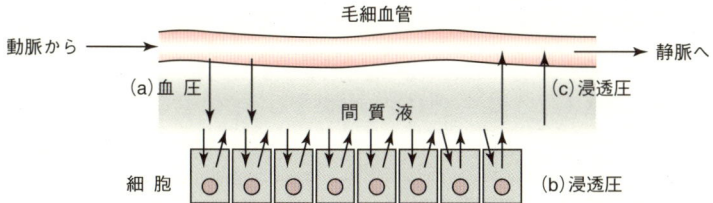

図 1・8 末梢における水の移動 (a) 動脈の側にも浸透圧があるが，血圧の方が大きいため，水分は間質へ出てくる．(b) ではナトリウム，(c) ではタンパク質によって浸透圧が生じる．

＊ 心臓が収縮して血液を押し出す力が血管の壁を押す圧力（血圧）であり，毛細血管では**静水圧**という用語も使われる．

とによって起こります（図1・8a）．その他，さまざまな輸送の仕組みが組合わさって，物質は血漿⇌間質液⇌細胞内液を移動します．

　ここまでの説明に，血液の循環，腎臓の働き，肺の働き，細胞の中で起こる化学反応，酸塩基平衡，拡散と浸透という〈理科〉の知識が詰め込まれていることに気がついたでしょうか？　専門基礎科目では，これらの仕組みをさらに詳しく学んでいくことになります．

　さて，腎不全という腎臓がうまく働かない状態になると，有害な物質が体内に貯まったり，pHが下がりすぎたりします．すると細胞内の化学反応が進まなくなって，病気になり，命を落とすこともあります．そこで"血液浄化装置"が必要となるわけです．血液浄化装置は，腎臓の代わりに血液を浄化，具体的には血漿中の余分な水分や電解質，老廃物を取除きます．血液浄化装置による治療は**人工透析**ともよばれます．そして，透析とは，低分子と高分子の物質が混ざった溶液から半透膜を利用して，低分子の物質を除去する技術です．すなわち，浸透は"血漿⇌間質液⇌細胞内液"の水分移動だけでなく，透析装置を理解するためにも必要なのです．そして透析装置は腎臓の代わりですから「腎臓は老廃物などをどう処理しているか？」が重要であることも理解できると思います．つまり，血液浄化装置の構造や使い方を専門科目で学ぶためには，〈理科〉と専門基礎科目という土台が不可欠なのです．

　手術のときに血液を体外に循環させる人工心肺装置でも，血液量や血球成分を維持するだけでなく，血漿中に含まれる電解質やpHなどを管理します．このように生命維持管理装置を操作し管理することは，体液をコントロールすることなのです．体液の重要性を実感した上で，専門基礎科目と専門科目の内容を正しく理解できるように，〈理科〉の知識をしっかり学びましょう．

1・5 理学療法士・作業療法士——身体的な回復と社会的な回復を学ぶ

　理学療法士・作業療法士は，理学療法士及び作業療法士法で"厚生労働大臣の免許を受けて，それぞれ理学療法士・作業療法士の名称を用いて，医師の指示の下に理学療法・作業療法を行うことを業とする者"と定められています．またこの法律には，**理学療法**は"身体に障害のある者に対し，主としてその基

本的動作能力の回復を図るため，治療体操その他の運動を行わせ，および電気刺激，マッサージ，温熱その他の物理的手段を加えること"，**作業療法**は"身体または精神に障害のある者に対し，主としてその応用的動作能力または社会的適応能力の回復を図るため，手芸，工作その他の作業を行わせること"と記されています．

　理学療法は主としてリハビリテーションによる運動機能回復を図り，作業療法は仕事に結びつく実践的な作業ができるようになることを目指します．最終目標は異なりますが，国家試験は同じ日に実施され，解剖学・生理学・病理学・運動学などが共通科目となっています．理学療法士・作業療法士に共通して重要なのは，この共通科目にもある"**運動**"という視点です．ここでは，身体的な回復と社会的な回復を学ぶために，運動に話を絞り，「体はどうやって動いているのか？」を通して，〈理科〉を専門基礎科目にどのように発展させていくのかを説明します．

　理学・作業療法において病気やけがでうまく体を動かせなくなった患者の回復を図るには，運動の一つひとつを具体的に考えなくてはなりません．"歩けない患者を歩けるように"と言うのは簡単ですが，"歩く"という運動は，さまざまな筋肉の動きの組合わせです．「どの筋肉の動きが悪くて歩けなくなったのか？」によって対処方法は異なります．つまり，正常な体の運動機能の知識と，運動が行えなくなる原因の知識が必要です．そこで，専門科目の**解剖学**で一つひとつの運動に関係する筋肉，骨，神経を学び，**生理学**で筋肉や骨が動く電気的な仕組みを学びます．**病理学・病態学**では，運動を傷害する疾患について学びます．

　さて，運動するときには，骨格筋が収縮して骨が動き，関節が曲がります．ここで働いている骨格筋・関節・骨は運動器系とよばれます．しかし，運動は運動器系だけで行われるわけではなく，筋肉を動かすのは神経系です．中枢神経が出した命令を末梢神経が骨格筋に伝えて，筋肉が収縮します．筋肉の収縮は，タンパク質でできた細い線維*である**アクチン**と**ミオシン**が互いの間に滑り込むことによって起こります（図1・9）．このような〈理科〉で学んでおく

---

*　医療系では"繊"維ではなく"線"維が使われる．

べき基本的な仕組みが前提にないと，解剖学や生理学で学ぶ専門的な内容を理解することは困難です．

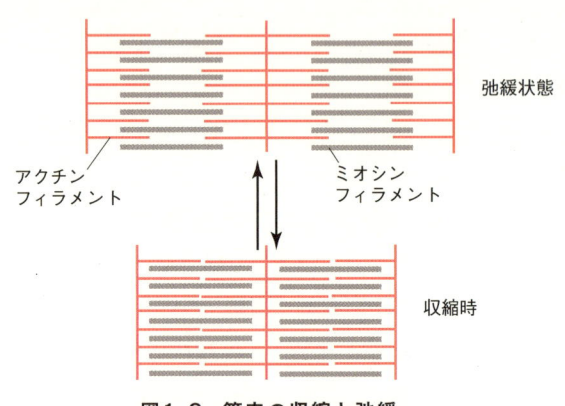

図1・9　筋肉の収縮と弛緩

では，具体的に解剖学で学ぶ内容の一部をみてみましょう．解剖学で学ぶ用語は"橈骨"や"脛骨"など難しい漢字が多く，上肢・下肢，上腕・前腕，大腿・下腿（図1・10）という体の大まかな区分でさえ，あまり馴染みのない言葉です．しかも全身の骨は約200個あり，その骨につながっている筋肉，その筋肉を動かす神経を合わせると，膨大な数を覚えなくてはなりません．解剖学的名称を何のために学ぼうとしているのかを意識しておかないと，暗記にばかり労力がかかって，応用に発展できないおそれがあります．

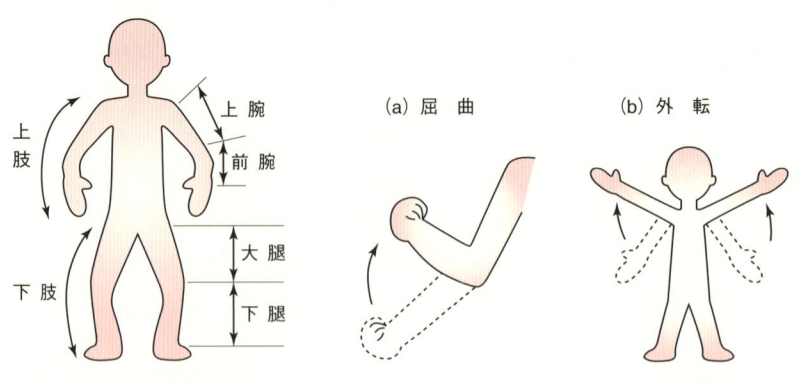

図1・10　体の各部の名称　　　図1・11　筋肉や関節による運動

たとえば，前腕につながった骨格筋が収縮して，前腕の骨が上腕の骨に引き寄せられると，肘が曲がります（図1・11a）．上腕の骨がつながった骨格筋が収縮して，上腕の骨が持ち上げられると肩関節が開いて腕が上がります（図1・11b）．この内容は難しくありませんが，その動きに"屈曲""外転*1"という専門的な名称がついたとたん，理解するのをやめて，"A筋が収縮するとB関節が外転する"と機械的に暗記する傾向があるようです．

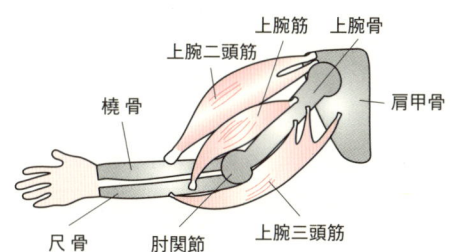

図1・12　上腕の骨と筋肉　筋肉が収縮すると末梢側の骨を引っぱり，上腕筋と上腕二頭筋は屈曲を，上腕三頭筋は伸展を起こす．

肘についてさらに詳しく説明します．肘関節は上腕骨と，橈骨・尺骨*2という2本の前腕の骨が組み合わさってできています（図1・12）．肘関節を曲げる筋肉には上腕二頭筋と上腕筋があります．上腕二頭筋は力こぶをつくる筋肉で，背中にある肩甲骨と前腕の橈骨をつなぎ，上腕筋は上腕骨と尺骨をつないでいます．どちらも収縮することにより前腕の骨を引っ張って肘を曲げる働きをします．一方，上腕三頭筋は肩甲骨および上腕骨と尺骨の後ろについていて，収縮すると肘が伸びます．このように，一つの関節に屈曲と伸展という二つの動きがあり，伸展には一つの筋肉だけですが，屈曲には二つの筋肉が働いています．肩関節などは屈曲・伸展，外転・内転，外旋・内旋と六つの動きをしており，そのそれぞれに一つ以上の筋肉，二つ以上の骨が関わってきます．これらの"運動─筋肉─骨"の組合わせを覚えるだけでも大変ですが，ここに神経も加わります（表1・3）．"運動─筋肉─骨─神経"の膨大な組合わせを，

---

*1　腕や脚を体の中心線から遠ざける動き．対応する動きは内転．
*2　"しゃくこつ"ともいう．

ひたすら暗記するだけでは,学習のモチベーションは低下してしまいます.基本となる動きを中心において,自分の体を動かしながら学ぶ習慣が大切です.

表1・3 関節の運動と筋肉・骨・神経の組合わせの例

関節	運動	筋肉	骨	神経
肘関節	前腕の屈曲	上腕二頭筋	肩甲骨と橈骨	筋皮神経
		上腕筋	上腕骨と尺骨	
	前腕の伸展	上腕三頭筋	肩甲骨・上腕骨と尺骨	橈骨神経

 "運動—筋肉—骨"の組合わせに加わる神経についても確認しておきましょう."神経系には中枢神経である脳・脊髄と末梢神経があり,末梢神経は脳・脊髄と全身の間に張り巡らされて信号を伝達している"という原則は,〈理科〉で学習している内容です.運動の場合は,その中枢が存在している大脳の前頭葉から運動神経線維*が伸びて,脊髄を下り,末梢神経を介して手足の骨格筋へ命令を送ります(図1・13).骨格筋に達するこれらの末梢神経が,"運動—筋肉—骨"に組合わされます.そして大脳から骨格筋に達するまでの神経のどこかに異常が起こると,その神経が関わる運動に支障が出て,体をうまく動かせなくなります.つまり,患者が体を動かせない理由には,骨折や筋肉の病気だけではなく神経の病気もあり,「神経がどのような経路で骨格筋に到達しているのか?」が重要となります.筋肉・骨と同じく,神経の名称を暗記することにこだわりすぎて,〈理科〉で学んだ神経系の仕組みを見失わないようにして下さい.

 さて,骨・筋肉・関節・神経のいずれかの部分に異常が生じると,体をうまく動かせなくなります.「どうして異常が生じたのか?」を学ぶためにも〈理科〉の知識が必要です.たとえば,神経や筋肉が正常に働くためには,体液(§1・4参照)に含まれるナトリウムイオンやカリウムイオンが適切な濃度に保たれていなくてはなりません.また,ビタミン不足も運動器系に異常を起こす場合があります.さらに忘れてはいけないのは,理学・作業療法の対象となる患者は,骨・筋肉・関節・神経の病気だけを患っているわけではないという

---

* 神経細胞は細長く伸びるため神経線維ともよばれる.筋細胞も筋線維とよばれ,どちらも"繊"ではなく"線"が使われる.

ことです．特に高齢者は心臓，肺，消化器などの病気も同時に患っていることが多く，よくある病気については医療従事者として十分な知識をもっておく必要があります．

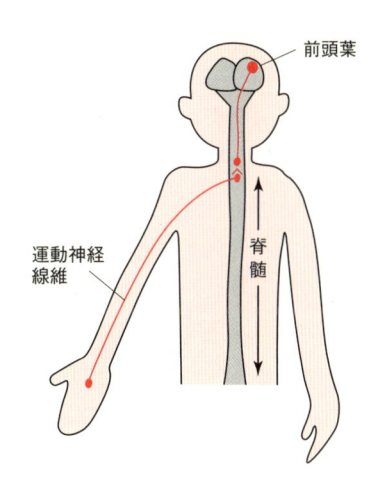

図1・13 運動神経の経路 運動神経は前頭葉から出た命令を筋肉に伝えて運動を起こす．

たとえば，一度，心筋梗塞を起こしたことがある患者の場合，発作が再発するおそれがあります．また，糖尿病は現在，国民の5人に1人が患っているとされる国民病です．血液中に含まれる糖の量が持続的に高いことによって，さまざまな合併症をひき起こします．合併症のなかには，突然の意識消失もあります．このような発作や意識消失などが理学・作業療法の最中に起こった場合，落ち着いて対処するためには，その病気に関する専門的な知識が必要です．その病態については専門基礎科目で学びますが"糖尿病は，慢性的に血糖値が高い疾患である"と説明が始まります．その前提となる「血液中にある糖の働きは何か？」「血糖値をコントロールするホルモンは何か？」は，〈理科〉の領域です．理学・作業療法の直接の対象となる骨折や筋萎縮症などの疾患については何度も復習する機会がありますが，心臓病などの専門分野でない疾患については多くの時間を割くことができません．そのときに，〈理科〉で学ぶ基本が役に立ちます．専門領域に専念するために，それ以外の領域こそ早い時期に常識を身につけておくようにしましょう．

1・6　診療情報管理士—診療情報について学ぶ

診療情報管理士は，民間資格で，(社)日本病院会・(社)全日本病院協会・(社)日本医療法人協会・(社)日本精神科病院協会の四病院団体協議および(財)医療研修推進財団が認定します．医療情報の知識と情報処理技術をもって，診療に関するデータを収集・管理します．医療情報化時代に伴い病院の経営管理にとって重要になってきている職種です．

情報通信技術についてはコンピューター関係の知識や技術が要求されますが，それだけではデータの対象となる**診療情報**を正しく処理することはできません．医療で使われる専門的な用語，すなわち臓器名や病名の意味がわからなくては，データとして処理する際に判断を誤ります．§1・2〜§1・5で確認してきた専門内容のすべては必要ありませんが，少なくとも各臓器がどの器官系に属し，どういう働きをするかについては，把握しておくべきでしょう．

また，重要な診療情報である臨床検査の項目については，血液中に含まれるナトリウムやカリウムなどの電解質や，おもに略号で記載される酵素やホルモンなどの化学物質は，類似した名称も多く注意が必要です．まずは〈理科〉に頻出している名称から慣れておくことが基本でしょう．

さらに治療薬に関しては一般的な名称に加えて，製薬会社ごとに異なる商品名も扱わなくてはなりません．混乱しないように，たとえばステロイドなどの一般的な名称とその基本となる化学構造を頭に入れておくと，単なるカタカナの羅列としてではなく，対処することができるでしょう．

必要になったときに〈理科〉に遡って学習するのが最良ですが，学習の時間は限られています．大学の基礎科目で学習できる機会があれば，ぜひ〈理科〉の知識を確認し直して下さい．

1・7　大学で学ぶということ

これまで職種ごとに分けて解説しましたが，ここで例にあげた具体的な内容はどれも医療従事者にとって基本であり，どの職種にも共通して重要なことばかりです．全体を読んで第2章〜第11章の内容を学ぶ動機づけとして下さい．

また〈理科〉に限らず，高校までに習ったすべての科目を振返り，大学基礎科目をおろそかにしないことが，専門基礎科目さらに専門科目を学ぶための必要条件です．医療系では暗記すべき項目は多いですが，暗記しなければならない理由やそれぞれの項目の意味を考える基盤として幅広い教養が重要であることを認識して下さい．

　そして，もう一つ確認しておきたいのは，大学で学ぶことの意味です．この章の目的は専門職に就くために必要な知識の学習に対する動機づけで，「なぜ必要か？」が中心となっています．しかし，大学で学ぶことは専門性を身につけるというだけではありません．大学には，基礎科目として文学や哲学などの文化系科目もあります．これらは専門的な技術とは直接は関わってこない場合が多いのですが，医療という人間を対象とする仕事に就く者にとって，教養豊かであることは大切です．また，専門以外の学問に通じていることは自分自身の人生を豊かにしてくれます．各職種に示した視点だけでなく，図1・1に示したピラミッドのさらに土台，あるいは背景としての広い視野も忘れないようにして下さい．

1・8　おわりに

　この章では，医療系共通の重要な専門基礎科目である解剖生理学，生化学，病理学・病態学を理解する上で，高校理科や大学基礎科目の〈理科〉の知識の重要性を説き，〈理科〉の知識をいかに専門基礎科目へと発展させていくのか，その視点をそれぞれの職種ごとに紹介しました．知識を発展させていく考え方は，今後，専門基礎科目から専門科目に移行する際にも活用できますのでスムーズなステップアップが期待できます．常に向上心をもって，最終目標である"科学的根拠に基づく医療"の実現を目指しましょう．

キーワード　解剖生理学，生化学，病理学，病態学，生物学，化学，心不全，排便，生活行動，臨床検査，肺炎，病原体，体外循環装置，透析，運動学，診療情報

2 知っておきたい生物と化学の基礎知識

> すべての生物は細胞からできています．その細胞が正しく働いて，生命活動が営まれます．人間には60兆もの細胞があります．この細胞の中にはさらに，いろいろな化学物質が含まれています．化学物質をさらに細かく見ていくと，分子や原子という最小単位になります．（元素という言葉は，原子の種類を示すのに使います．）生命を知ること，生命をつくる物質を知ることが健康を守る医学の基礎になります．

2・1　体をつくる物質：栄養素

　医学は健康を守る科学です．健康を保つにはどうしたらよいでしょうか．若いときは気になりませんが，栄養と運動（労働），そして休息（睡眠）が必須であることが年齢とともにわかってきます．健康に最も重要な栄養は毎日の（規則正しい）食事から得られます．食物が消化され，吸収され，体のすみずみまでたどり着いてはじめて栄養になったといえます．栄養が偏ったり，足りなかった場合には病気になります．

● 栄 養 素

　栄養には五大栄養素とよばれる基本になるものがあります．**タンパク質，脂質，糖質（炭水化物），ビタミン，ミネラル**です．タンパク質は，いろいろなアミノ酸がペプチド結合をつくって連なった高分子有機化合物です．脂質（脂肪）の代表的なものには脂肪酸がグリセロールとエステル結合をした有機化合物（トリグリセリド，中性脂肪ともいう）があります．血中の中性脂肪やコレ

ステロール値はメタボリックシンドローム[*1]の判定に使われます．糖質は多くのヒドロキシ基（＝OH，水酸基ともよばれる）をもつ有機化合物で，炭水化物ともよばれます．

炭素を主体にした化合物を有機化合物といい，炭素以外の元素からできた化合物を無機化合物[*2]といいます．

● **ビタミンとミネラル**

ビタミンも有機化合物で，人体ではつくることのできない必須栄養素で，体の中では隠れた主役として重要な働きをします．酵素を助ける働きをしますので**補酵素**（コエンザイム）とよばれたりします．ビタミンと酵素は似たような働きをするということを覚えておきましょう．代表的なビタミンには，ビタミンA，ビタミンB群，ビタミンC，ビタミンD，ビタミンEなどがあります．水に溶けるもの（**水溶性ビタミン**：ビタミンB，Cなど）と溶けないもの（**脂溶性ビタミン**：ビタミンA，D，Eなど）に分けられます．ビタミンには欠乏症として命にかかわることもある病気があります．

栄養素のなかでミネラルだけが無機化合物で，炭素以外の元素やそのイオンを含んでいます．スポーツドリンクの成分は無機イオンと数種のビタミンです．

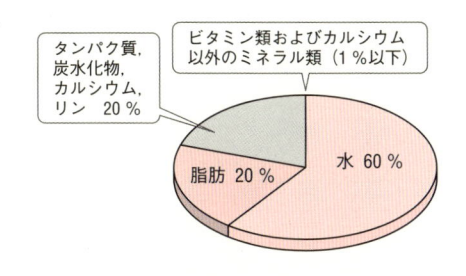

図2・1 体をつくる物質：人体の組成

これらの栄養素が水に溶け，混ざり合い，運搬され，反応して生命活動が進行しています．水は細胞の中で最も大量に存在する溶媒（溶かすもの）です．

[*1] メタボリックシンドローム（内臓脂肪症候群）とは，内臓への脂肪蓄積に加えて，高血糖，高血圧，脂質異常のうち二つ以上を併せもった状態．糖尿病などの生活習慣病を併発しやすい．

[*2] 一酸化炭素（CO），二酸化炭素（CO_2），炭酸塩などは無機化合物．

細胞の組成や人体の組成のグラフ（図2・1）を見ると，水が主要な成分であることがわかります．

2・2　体をつくる単位：細胞

この地球上にはどのようにして生命が生まれたのでしょうか．原始の地球上でさまざまな物質が集合し，**細胞**（cell）とよばれる単位ができたようです．これが単細胞生物の誕生です．この細胞がさらに集まって多細胞生物ができました．細胞は分裂して増えますが，これが生命活動の基盤です．細胞の重要な要素は，**核**，**細胞質**，**細胞膜**です（図2・2）．これらは細胞の三大要素（構造単位）ともいわれ，いろいろな生物によって微妙な違いがあります．（微生物の大きさについては図1・4も見て下さい．）

(a) 細胞の構造

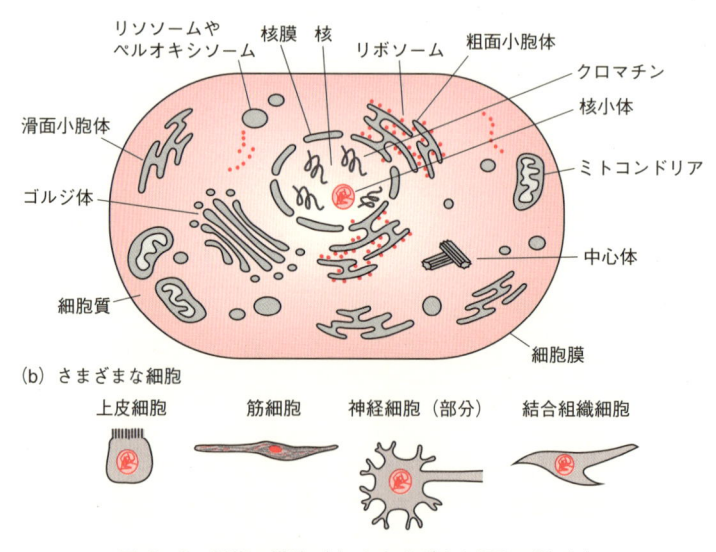

(b) さまざまな細胞

図2・2　細胞の構造（a）とさまざまな細胞の例（b）

● 核・細胞質

核は**遺伝子**（**DNA**）を含み，遺伝と物質代謝をコントロール（支配）して

いる指令室です．細胞質には，ミトコンドリア，リボソーム，小胞体などのさまざまな細胞小器官があります．核を包む膜を核膜，細胞質を包む膜を細胞膜といいます．核膜をもたない細菌類などは**原核生物**とよばれ，核膜をもつ生物は**真核生物**とよばれます．核の中に含まれる DNA は生物にとって最も重要な遺伝物質である染色体を構成しています．

● 細 胞 膜

　細胞を仕切る膜（細胞膜）の構造は**リン脂質**（の 2 層膜）とタンパク質から成り，細胞内外の物質の出入りを調節する働きがあります．細胞膜は半透膜で，浸透により水分が移動する以外に ATP（§2・4 参照）を用いる**能動輸送**も行っています．ナトリウムポンプは能動輸送の代表例です．

2・3　体をつくる溶液

　口の中には唾液，胃の中には胃液，血管の中には血液という具合に体中にいろいろな液体が流れています．生物の細胞の約 60 % 以上が水であり，水を溶媒としてさまざまな物質（無機塩類，有機物）が溶けた溶液でできています．つまり，人間の体の 60 % 以上はいろいろなものが溶けた水溶液です．赤い色をした血液も主成分は水です．（"§2・14 体液と循環"も見て下さい．）

　§2・1 にも書きましたが，溶液では溶かすものを溶媒，溶けているものを溶質といいます．また溶液中の溶質の割合を示す基準が**濃度**です．（**質量％濃度**，**モル濃度**が基本です．）

● 生 理 食 塩 水

　動物細胞と同じ浸透圧をもつ（等張な）食塩水中では，細胞成分は壊れません．このような食塩水を**生理食塩水**とよびます．さらに，各種の無機塩類や養分を加えた等張液を**リンゲル液**とよび，ともに医療現場で栄養補給などのために用いられます．ヒトでは，生理食塩水は約 0.9 % の食塩水です．

● 酸性とアルカリ性

　溶液の性質（液性）には**酸性**と**アルカリ性**があります．酢っぱいものは酸性

で苦いものはアルカリ性と経験的に知っていると思います．正確な溶液の液性は**水素イオン指数（pH）**を測るとわかります．酸性溶液（塩酸や硫酸）ではpHは小さく（1に近く），塩基性溶液では大きくなっています（10に近い）．中性ではpH＝7です．

2・4　体の中の反応：同化（合成）と異化（分解）

　細胞の中で起こる物質の変化を**代謝**とよびます．フラスコの中での物質の化学変化は反応ともよびます．つまり，**代謝＝変化＝反応**ということです．

　理科の世界では，アミノ酸など外から取入れた養分を有用な生体物質（タンパク質など）につくり換える過程（反応）を**同化（＝合成）**とよびます．同化はエネルギーを必要とする変換反応，すなわち合成反応であり，炭酸同化や窒素同化などがあります．

　一方，**異化（＝分解）**は合成された物質を簡単な物質に分解しながら，エネルギーを取出す過程（反応）で，**呼吸（好気呼吸，嫌気呼吸）**などがあります．体の中では，エネルギーをATPという形で利用しています．

● ATP

　アデノシン三リン酸の略で，エネルギーを貯えた高エネルギー化合物です．代謝の過程では**エネルギー**の出入りが起こっていますので，エネルギー交代（**エネルギー代謝**）という言い方もします．エネルギーの放出を伴わない分解反応もあり，胃で行う消化（§2・6参照）などがその例です．代謝では，反応を促進する酵素という（生体）触媒が働いています．

2・5　体の中の触媒：酵素の特徴と働き

　酵素とは生体反応を促進する触媒です．すなわち，細胞の中での物質交代（代謝）という化学反応を促進している（助けている）のが酵素です．一般に，微量で化学反応を促進し，反応（速度）を速めるが，自分自身は変化を受けない物質を**触媒**とよびます．酵素は生体内で，穏和な条件下（水溶液中）で働く

生体触媒です．酵素は微量で働き，反応の活性化エネルギーを小さくすることで反応を促進しています．つぎのエネルギー図（図2・3）を参考にして下さい．

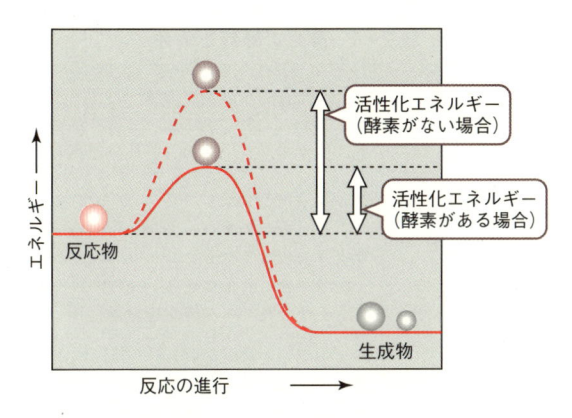

図2・3　酵素の働きと活性化エネルギー　酵素は活性化エネルギー（反応しやすい活性化された状態になるために必要なエネルギー）を小さくする．

● 酵 素 の 特 徴

酵素の特徴をまとめてみます．

1) **基質特異性**があります．決まった基質と反応に関係します．
2) **温度**と**水素イオン濃度**に敏感です．決まった最適条件で働きます．
3) 成分は**タンパク質**で，温度や反応条件により**失活**します．こわれやすい有機化合物です．

● 酵 素 の 種 類

酵素は触媒する反応の形式によりつぎのように分類されます（表2・1）．
1) **加水分解酵素**（例：アミラーゼ，膵リパーゼ）
2) **酸化還元酵素**（例：アルコールデヒドロゲナーゼ，カタラーゼ）
3) **転移酵素**（例：コリンアセチルトランスフェラーゼ）
4) **脱離酵素**（例：カルボニックアンヒドラーゼ）
5) **合成酵素**（例：アセチル CoA 合成酵素）

酵素の反応は体の中で起こる最も基本的な反応です．表2・1を見て，整理しておきましょう．

表2・1 酵素の種類と働き

酵素の種類		代表的な酵素と働き
加水分解酵素	炭水化物分解酵素	アミラーゼ：デンプン（アミロース）→ デキストリン → マルトース マルターゼ：マルトース → グルコース スクラーゼ：スクロース → グルコース ＋ フルクトース ラクターゼ：ラクトース → グルコース ＋ ガラクトース セルラーゼ：セルロース → グルコースなど ペクチナーゼ：ペクチンを分解
	タンパク質分解酵素	ペプシン：タンパク質 → ペプトン トリプシン：タンパク質 → ポリペプチド キモトリプシン：ペプトン → ポリペプチド ペプチダーゼ：ペプトン・ポリペプチド → アミノ酸
	脂肪分解酵素	リパーゼ群：脂肪 → 脂肪酸 ＋ グリセロール
	尿素分解酵素	ウレアーゼ：尿素 → アンモニア ＋ 二酸化炭素
	ATP分解酵素（ATPアーゼ）	ATP → ADP ＋ リン酸
	核酸分解酵素	DNアーゼ：DNA → ヌクレオチド RNアーゼ：RNA → ヌクレオチド
酸化還元酵素	酸化酵素	オキシダーゼ群：基質を酸素と結合させる
	脱水素酵素	デヒドロゲナーゼ群：基質または有機物から水素を取って水素受容体にわたす
	過酸化水素分解酵素	カタラーゼ：過酸化水素 → 水 ＋ 酸素
転移酵素	アミノ基転移酵素	アミノトランスフェラーゼ群：アミノ酸からアミノ基をとって他の物質に移す
脱離酵素（リアーゼ）	脱炭酸酵素	デカルボキシラーゼ群：有機酸のカルボキシ基からCO_2を取出す
	炭酸脱水酵素	カルボニックアンヒドラーゼ群：炭酸 → 水 ＋ 二酸化炭素
合成酵素（リガーゼ）		アセチルCoA合成酵素： 　　酢酸 ＋ CoA ＋ ATP → アセチルCoA ＋ ADP ＋ リン酸 DNA連結酵素（DNAリガーゼ）：DNAをつなぐ RNA連結酵素（RNAリガーゼ）：RNAをつなぐ

2・6　加水分解反応：水を使った分解反応

　タンパク質は胃で消化されてしまい，結局はバラバラのペプチド単位に分解されてしまいます．コラーゲンを食べるとお肌がプリプリになるといわれていますが，胃の中ではお肉を食べたときと同じものになっています．胃の中の反応は，胃酸と酵素による加水分解（水によるペプチド結合の分解）です．

● **ペプシン**

　胃の中には胃酸＝塩酸（HCl）と消化酵素**ペプシン**が含まれています．ペプシンは，酸性という条件下でペプチド結合を分解（切断）します．ペプチド結合（アミド結合）やエステル結合の切断（分解）のように水を使う反応を**加水分解**といいます．コラーゲンを食べても，実は胃の中では焼肉を食べたときと同じ，ペプチドになってしまうということです．

　消化酵素は食物からの栄養分の消化と吸収の過程で，段階的に働いています．消化液の中に含まれる消化酵素が，栄養分を徐々に分解して，吸収しやすい分子に変えていきます．食物は最終的に，糖（グルコースなど），アミノ酸（アラニンなど），脂肪酸とグリセロールになります．生体で起こる反応はたくさんありますが，反応のパターンは図2・4に示した，① 加水分解反応，② 酸化還元反応，③ 酸塩基反応（中和），の三つが基本的なものですから，図2・4を見て覚えておきましょう．

　食物以外にも，体の中で加水分解を受けるものはたくさんあります．エステラーゼという酵素について，一つ例をあげておきます．

● **アセチルコリン**

　生体内ではエステラーゼというエステル加水分解酵素が重要な加水分解を行っています．神経伝達物質*の一つである**アセチルコリン**はコリンエステラーゼによって加水分解されコリンになってしまうと，神経伝達物質としての作用を示さなくなります．逆に，コリンをアセチル化する酵素もあります．

---

*　神経と神経，あるいは筋肉との間で情報を伝達する化学物質．ほかにドーパミン，ノルアドレナリンなど．

このように，水は栄養素や有機化合物を分解する便利な道具になっています．同時に水はもの（化合物）を溶かす溶媒でもあります．そこで有機化合物を分類するときに，水を基準にした分類法があります．水に溶けるビタミン（水溶性ビタミン）と溶けないビタミン（脂溶性ビタミン）という分類や，加水分解されるものとされないものという化学的性質に基づいた分類です．脂質の仲間も，加水分解される脂肪酸のエステル（中性脂肪）と加水分解されないコレステロールの仲間に分けられます．中性脂肪は加水分解されますが，コレステロールの仲間は加水分解されません．

① 加水分解反応
　　（水によるアミド結合，エステル結合などの分解）←逆反応は脱水反応

　　A–B + H_2O ⟶ A–OH + B–H

② 酸化還元反応（酸化剤や還元剤が含まれる反応）←酸化反応の逆が還元反応

　　A + [O] ⟶ A=O
　　B + [H] ⟶ B–H

③ 酸塩基反応（酸性のものとアルカリ性のものによる中和反応）

　　A–H + R–OH ⟶ A–B + H_2O　（塩と水が生成する）

図 2・4　代表的な化学反応の分類

ここでビタミンについてもう一度整理しておきます．ビタミンは必須栄養素で，酵素を助ける働きをしますので補酵素（コエンザイム）とよばれたりします．ビタミンと酵素は似たような働きをするということを覚えておきましょう．代表的なビタミンには，ビタミン A，ビタミン B 群，ビタミン C，ビタミン D，ビタミン E などがあります．ビタミンの種類と欠乏症についてはしっかり知っておきましょう．

2・7　酸化と還元：最も基本的な化学反応

加水分解が水を使って分解する反応であるのに対して，空気中の酸素を使う基本的な生体反応が**酸化反応**です．酸化反応では酸素と反応（結合）したり，

水素を奪われたり，電子を失ったりします．その逆が**還元反応**で，酸素が奪われたり，水素が加えられたり，電子を受け取ったりする反応です．ここでは特に，体の中での酸化還元反応に注意してみましょう．

● 酸 化 反 応

　私たちが行っている好気呼吸は酸素を使った酸化反応で，エネルギーをつくる反応です．酸化反応は酸素と結合する反応で，ものが燃える反応もその一例です．

● 還 元 反 応

　酸化反応の逆パターン，すなわち酸素が離れたり，水素が付き，電子が与えられる反応が還元反応です．電子のやりとり（伝達）も酸化還元です．ミトコンドリアの電子伝達系は酸化還元反応を行っています．

　酸化還元酵素のなかで最も有名なものが**アルコールデヒドロゲナーゼ**で，アルコール（エタノール）をアセトアルデヒドに酸化します．アセトアルデヒドは有害物質で，二日酔いの原因物質ですが，さらに酸化されると酢酸になります．お酒を飲んだときの酸化反応です．日本人は，アセトアルデヒドを酸化する酵素の活性が弱い人が多いようです．

● 活 性 酸 素（ROS）

　医薬品や健康食品の広告ではよく，活性酸素，活性水素などという言葉が使われています．実は私たちの体の中では，呼吸で吸収した酸素が変化した（還元を受けた），反応性の高い**活性酸素**が生成されています．その代表選手がスーパーオキシドや過酸化水素です．活性酸素は，体に侵入した外敵や，癌細胞を殺す働きもありますが，余計な反応も起こします．活性酸素でいき過ぎた酸化が起こってしまうことを**酸化ストレス**といいます．酸化ストレスは病気（癌，生活習慣病などさまざまな疾患）の原因になります．

　一方，**カタラーゼ**という酵素は，体の中でできた過酸化水素を無毒化し，酸素と水に変える触媒です．酸化ストレスは細胞の老化や癌化に関係しますが，カタラーゼはこの際に働く余計な過酸化水素を分解する働きがあります．SOD（スーパーオキシドジスムターゼ）という酵素も活性酸素を壊す酵素です．

● **二酸化炭素：CO_2（炭酸ガス）と一酸化炭素（CO）**

炭素が酸素と化合したものに，二酸化炭素と一酸化炭素があります．二酸化炭素は呼吸で吐き出される気体ですが，酸素の数が少ない一酸化炭素は，無色，無臭，そして猛毒の気体ですから，十分に注意しないといけません．酸素が足りなくて不完全燃焼のときは，一酸化炭素が発生します．タバコの煙の中にも一酸化炭素が含まれています．一酸化炭素中毒で死亡することもあります．（これらの気体（ガス）については，"§2・15 ガスの運搬"でも説明します．）

2・8　酸と塩基：中和反応

梅干しやレモン汁，お酢のように，世の中には酸っぱいものがたくさんあります（図2・5）．酸っぱいものは**酸**といわれリトマス紙を赤くします．これを化学（原子）の目でみると，酸とはプロトン（H^+）を出して酸性を示すものです．一方，リトマス紙を青変させる**アルカリ（塩基）**は水酸化物イオン（OH^-）を出すか，プロトンを受け取るものです．電子を使って表現すると，酸は電子を受け取る（もらう）もの，アルカリは電子を与えるものということになります．

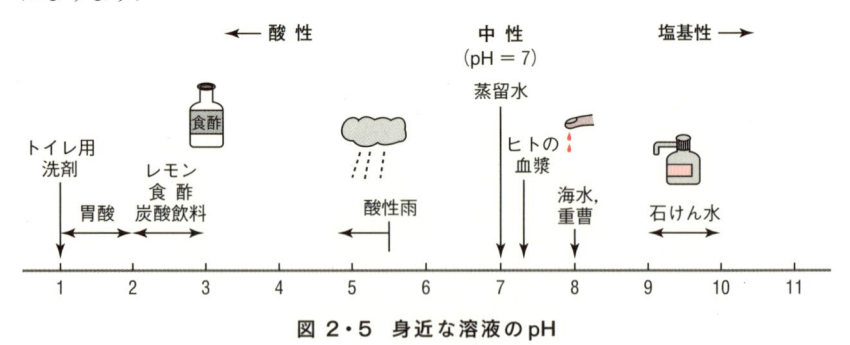

図2・5　身近な溶液のpH

● **中和反応**

酸とアルカリ（塩基）が反応して，水と塩が生成する反応を**中和反応**といいます．たとえばアルカリの**石灰水**（水酸化カルシウム水溶液）にCO_2（炭酸ガス）を吹き込むと，まず**炭酸カルシウム（石灰石）**が沈殿します．これにさ

らに CO_2 を通すと，沈殿が溶けて水に可溶な炭酸水素カルシウムになります．鍾乳洞の水滴はこの炭酸水素カルシウムの溶液です．炭酸カルシウムは入浴剤や食品添加物，歯磨きをはじめいたるところで使われています．炭酸カルシウムや炭酸水素ナトリウム（重曹）は胃酸を中和し，胃薬になります．

● **ヘリコバクター・ピロリ（ピロリ菌）**

人の胃の中は強酸性ですから，長い間細菌はいないと思われていました．しかし，**ヘリコバクター・ピロリ**という細菌は胃の中でアンモニアを出して胃酸を中和し，胃に住みついていることがわかりました．アンモニアは塩基性で，塩酸と反応するとほぼ中性の塩化アンモニウムになります．ピロリ菌はウレアーゼという酵素をもっているので，尿素を加水分解してアンモニアをつくることができます．ピロリ菌は胃癌や胃潰瘍の原因をつくる危険因子であるといわれています．（病気の原因になる細菌については，第3章および第8章で詳しくふれます．）

血液は pH 7.35〜7.45 でややアルカリ性です．それよりも酸性やアルカリ性に傾いた状態になると，それぞれ，アシドーシスとアルカローシスという言葉で表現されます．

2・9　細胞分裂: 体細胞分裂と減数分裂

生きている証拠の一つは細胞が分裂し，増えることです．細胞が分かれて新たな二つの細胞になることを**細胞分裂**といいます．分裂の前後で染色体の数が変わらない分裂を**体細胞分裂**とよびます．真核細胞の細胞分裂は糸（すじ）が見えるので有糸分裂ともいわれます．体細胞分裂の過程は核分裂と細胞質分裂の2段階から成ります．

● **生　殖**

生物が自分と同じ種類の新しい個体をつくることを**生殖**とよびます．生殖は生命をつぎの世代に伝え，種を維持するという生物の根源的活動です．生殖のパターンとしては，配偶子を用いる**有性生殖**と，配偶子によらない**無性生殖**が

あります．配偶子の合体のうち，特に卵子と精子の合体を**受精**とよびます．

| **生殖医療**：自分と同じ新しい個体がつくれない生殖上の問題を解決する医療は未来の医療として進歩しています．生殖医療とは，不妊治療や代理出産などを扱うものです．将来の医療の課題になる問題ですが，つぎに述べる細胞分裂の基礎知識が必要不可欠です．

● 減 数 分 裂

卵子と精子ができるときには染色体数が半減する**減数分裂**がみられます．ヒトの体細胞には2セットを一組とする23対の染色体が含まれています．細胞分裂時には遺伝物質（遺伝子）はこの染色体にまとめられ，染色体が半分になった23個が配偶子に渡されます．染色体は22組の常染色体と1組の性染色体に分けられます．父親の性染色体はX染色体とY染色体がそれぞれ一つずつで（XY），母親にはX染色体が二つ存在しています（XX）．

2・10　遺伝と遺伝子：染色体とDNA

親の形質が子に受け継がれていくことを**遺伝**といいます．遺伝する形質は遺伝形質として区別されます．遺伝形質を支配し，親から子へと伝えられる因子を**遺伝子**といいます．遺伝子の働きは，遺伝情報のコピーと発現です．

● 染 色 体

染色体は核内にある遺伝物質の集まりで，**クロモソーム**ともよばれます．細胞分裂中によく見えるようになり，ある種の染色液によく染まることからその名が付けられました．その実体はあとで述べるDNAとそれを取巻くタンパク質（ヒストンなど）です．染色体にはつぎのような特徴があります．

1) 染色体の数や形，大きさは生物によって決まっています（核型）．
2) 体細胞と生殖細胞では，相同染色体（形や大きさが同じ染色体）の数が違っています．すなわち，体細胞の核相は $2n$（複相）で表し，生殖細胞の核相は n（単相）で表します．ヒトの場合は $2n=46$（$n=23$）となります．

染色体は遺伝情報を蓄えたパーツであり，その異常は先天性疾患の原因の一

つと考えられます．

　親の性質は遺伝子を通して子に伝えられますが，それは染色体の中の DNA によって伝わるということがわかっています．ここで，DNA と RNA の違いを比べておきます．

● **DNA の構造**

　1952 年，ハーシーとチェイスはファージ（ウイルス）という生物を使って，遺伝子の本体はタンパク質ではなく **DNA**（**デオキシリボ核酸**）であることを突き止めました．さらに，1953 年，ワトソンとクリックは DNA の**二重らせん構造**を明らかにしました．DNA や RNA（リボ核酸）は**核酸**とよばれる生体分子で，基本単位となる**ヌクレオチド構造**が連なったものです．リン酸基があるので酸とよびます．

　ヌクレオチドは 2 種類の糖（DNA: デオキシリボース，RNA: リボース）と 4 種類の塩基〔DNA: アデニン（A），グアニン（G），チミン（T），シトシン（C），RNA: A, G, C, ウラシル〕と無機リン酸からつくられます．

　DNA は，ヌクレオチド鎖上の塩基同士が水素結合で相互に決まった相手と結合することで対となり，隣の塩基間でわずかにねじれることで，らせん状にねじれた形（二重らせん構造）になります．塩基同士のまとわりつく（結合）相手は決まっているので（A–T，G–C），DNA 分子中に含まれる A と T の数，G と C の数は互いに同じになります．また，DNA の塩基は先の 4 種類しかありませんが，塩基三つの組暗号（コドン）で 20 種のアミノ酸を指定しています．遺伝子の本体は DNA ですから，DNA 上の異常はさまざまな病気と関連しています．DNA が活性酸素などで酸化され，正しい遺伝情報が伝えられなくなると細胞は癌化します．放射線による癌の発生は，DNA が傷ついて起こると考えられます．

● **RNA の働き**

　遺伝子 DNA からタンパク質ができる過程には RNA が登場し，**転写**（mRNA の合成），**アミノ酸活性化**（tRNA とアミノ酸の結合），**翻訳**（アミノ酸つなぎ）を行います（このとき RNA は一本鎖です）．

● 伴性遺伝

遺伝病では**伴性遺伝**という現象がよく知られています．XYの男子においてY染色体上に対立遺伝子がない場合に，X染色体上の劣性形質（病的な形質）が遺伝し発症します．具体的にはヒトの色覚異常や血友病です．XXの女子は優性の対立遺伝子がある場合，潜在的な形質保持者ということになります．

> §2・1〜§2・10では，体の中の物質，あるいは体の中で働く重要な化合物をまとめてきました．わずかこれだけの化合物を知っただけでも，体の仕組みがはっきりしてきたと思います．
> §2・11〜§2・19では，体の部分がどのようにできているか，その形と機能についてまとめてみます．体の機能と形態については，専門科目として，解剖生理学や人体の構造と機能などの講義で詳しく学びます．

2・11 動物の組織：上皮，結合，筋，神経の各組織

多細胞生物（動物）において，同じ形と働きをもつ細胞が多数集まったものを**組織**といい，組織が集まり共同して働くようになったものを**器官**（臓器）といいます．高等動物では，上皮組織，結合組織（支持組織），筋組織，神経組織の四つがあります．組織はその構造と機能（働き）の両面で区別されます．

● 組織の分類

上皮組織には体の外表面を覆う皮膚と，消化器，血管，気管などの内表面を覆う粘膜などがあります．上皮組織の機能は，保護すること（保護上皮），感覚をもつこと（感覚上皮），吸収をすること（吸収上皮），分泌をすること（腺上皮）などです．

結合組織は細胞同士を支持，結合する働きをもっています．結合組織は細胞間物質をもとに分類され，線維性結合組織，軟骨組織，骨組織，血液などがあります．

筋組織は筋肉（骨格筋）や管状・袋状の内臓の壁をつくる収縮性に富む組織

です．筋組織は筋線維（細胞）の集合で，筋線維には，筋原線維が含まれます．骨格筋は随意筋ですが，平滑筋と心筋は不随意筋です．

神経組織はニューロン（神経細胞）とそれを支持する**グリア細胞**から成り，刺激を伝える働きがあります．ニューロンは細胞体，樹状突起，軸索（神経突起）から成ります．神経系は，**中枢神経系**と**末梢神経系**に分けられます．これらの組織が本来の機能を発揮することで健康が守られますが，逆の言い方をすれば，組織が働かなくなったとき，病気が現れてきます．

2・12 ヒトの器官：病気を知るにはまず各器官系を知る

細胞が集まって組織になり，組織がまとまって，目的のある働きをする器官（臓器）をつくります．代表的な臓器と器官を図2・6に示します．

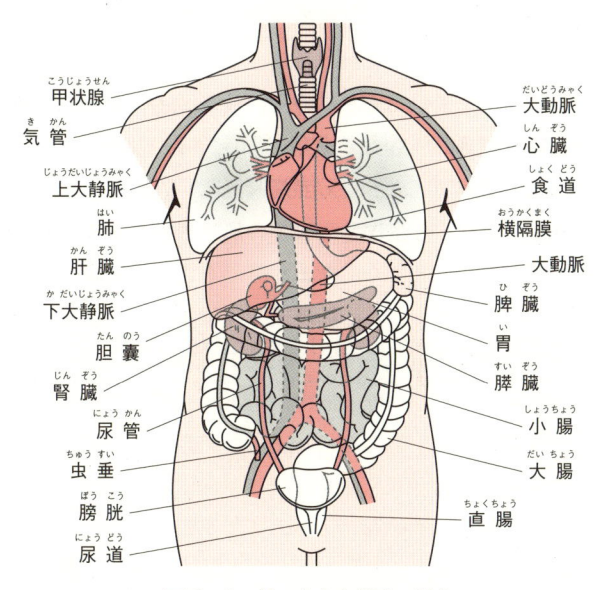

図2・6　体のおもな臓器・器官

ヒトの体が素晴らしい高度な集合体であることがわかります．各臓器，器官はさらに器官系という高度な目的をもったネットワークをつくり，協同して働いています．ヒトの器官系はおおよそ10程度に分けられます．

● **器官系**

おもな器官系と，それに含まれる器官（臓器）を示します．

1) **消化器系**（口腔，食道，胃，小腸，大腸，肝臓，膵臓）
2) **呼吸器系**（気管，気管支，肺）
3) **循環器系**（心臓，血管，リンパ節，リンパ管）
4) **泌尿器系**（腎臓，尿管，膀胱，尿道）
5) **内分泌系**（脳下垂体，甲状腺，副腎，膵臓，生殖腺）
6) **感覚器系**（目，耳，鼻，舌，皮膚）
7) **神経系**（中枢神経系，末梢神経系）

（これらの器官系を個別に示した図は，p. 56～58 にまとめてあります.）

　臓器（名）と器官系（名）は体の基本区分として重要です．病気（疾患）や治療薬を分類するときに，この器官系の呼び方を使うことがあります．消化器系疾患や呼吸器系疾患のようにまとめられます．病院でも，循環器内科や泌尿器科などといわれます．最低でも，この章の最後に示したおもな臓器，器官名は覚えておいていただきたいものです．

　第1章でも詳しく述べましたが，人体の仕組みを知るための学問的方法には，**解剖学**（構造の研究）と**生理学**（機能の研究）があります．体の構造の変化が病気の原因となることもよくあります．たとえば，組織への血流が妨げられたりせき止められたりすると，**心筋梗塞**や**脳梗塞**でみられるように，組織が死んでしまいます．心臓の弁に異常があると，心臓の機能不全が起こります．皮膚に傷ができるとバリアとしての能力が低下し，**感染**の原因となります．癌のように細胞の異常な増殖が起こると，正常な組織が直接破壊されたり組織を破壊するような圧力が生じたりします．

　ここで臨床検査（特に画像検査）について説明します．病気と解剖学的構造の間には深い関わりがあり，体の内部がどうなっているかを調べる**画像検査**は病気の診断と治療の柱となっています．

　X線検査（レントゲン）により体の内部構造を調べることができます．X線の画像は平面的な陰影（濃淡）で示されていますが，X線とコンピューターを組合わせた**X線CT**（**コンピューター断層撮影**）**検査**により，正確な画像が得

られます．つまりCT検査では，人体内部の断面像（立体的な映像）を得ることができます．

体内を画像化する手法にはこのほか，音波を使用する**超音波検査**，磁場の中での原子の動きを利用した**MRI（磁気共鳴画像）検査**，体内に注入された放射性化学物質を用いる**放射性核種スキャン（アイソトープ検査）**などがあります．これらの手法では，手術と違って体を傷つけることなしに体内を見ることができます．病気の診断の基礎となる解剖学的構造を知っておくことはとても重要です．

2・13 刺激と感覚器：刺激と反応の基礎

私たちはさまざまな**刺激**を受け，それと反応しながら生きています．刺激はいわば外部からの（有益，有害）情報であり，大きくは物理的刺激と化学的刺激に分けられます．これらを受け取るのが受容器官（**感覚器**）です．おもな受容器官には，眼（視覚器），耳（聴覚器，平衡覚器），鼻（嗅覚器），舌（味覚器），皮膚などがあり，それぞれに特徴的な受容器と受容細胞があります．

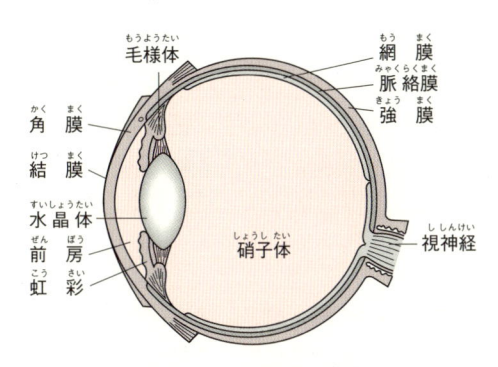

図 2・7　視覚器の構造

● 感覚器のまとめ

感覚 — 受容器官 — 受容器 — 受容細胞の関係をまとめておきます．
1) 視覚 — 眼 — 網膜 — 視細胞（図2・7）
2) 聴覚 — 耳 — 蝸牛（うずまき管）— 有毛細胞（図2・8）

3) 平衡覚 ― 耳 ― 前庭, 半規官 ― 有毛細胞
4) 嗅覚 ― 鼻 ― 嗅上皮 ― 嗅細胞
5) 味覚 ― 舌 ― 味蕾（味覚芽）― 味細胞

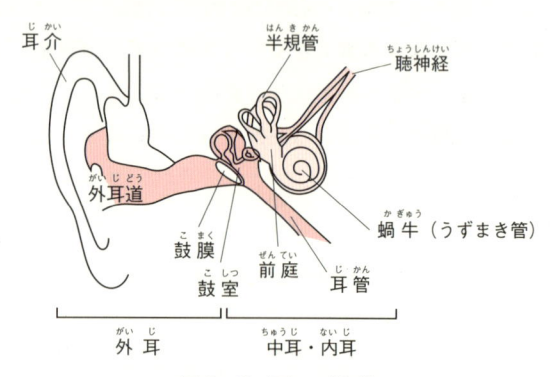

図2・8 耳の構造

2・14 体液と循環

体液とは，生物が安全な内部環境をつくり，恒常性を保つために細胞内や各細胞（組織）間を満たす液体です．体液は細胞内液と細胞外液（血漿と間質液）から成り，それらが体中をめぐるように循環系が働いています．循環系はいわば輸送ラインであって，輸送ポンプ（心臓），輸送ライン（血管），輸送される溶液（血液，リンパ液）から成り立っています．

● 循環系

ヒトの循環系は，**血管系（心臓，血管，血液）とリンパ系（リンパ管，リンパ節，リンパ液）**に分けられます．体重の約8％の重さを占める血液は，

1) 物質の運搬
2) 恒常性（ホメオスタシス）の維持
3) 血液凝固
4) 生体防御

などの重要な機能をもち，その働きを担うのが血漿と血球です．

● 血液の成分

血液は液体成分（血漿(けっしょう)成分 55 %）と血球成分（有形成分 45 %）から構成されます（図 2・9）．血球成分には赤血球，白血球，血小板の 3 種類があり，いずれも骨髄（骨の中心部）でつくられます．

赤血球：**酸素，二酸化炭素の運搬**をする働きがあり，その重要な成分はヘモグロビンです．**ヘマットクリット値**とは血液中の赤血球の容積比で，正常値は男性で 40～50 % です．

白血球：**免疫機能**と関連した食作用，抗体産生作用があります．

血小板：**止血**に関係しています．

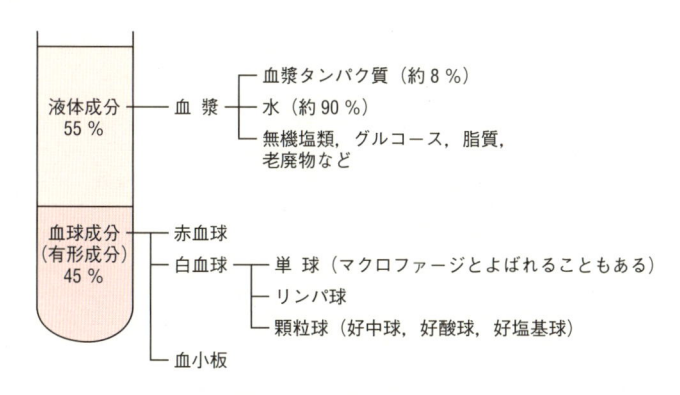

図 2・9　血液の成分

液体成分 55 %　— 血漿
- 血漿タンパク質（約 8 %）
- 水（約 90 %）
- 無機塩類，グルコース，脂質，老廃物など

血球成分（有形成分）45 %
- 赤血球
- 白血球
  - 単球（マクロファージとよばれることもある）
  - リンパ球
  - 顆粒球（好中球，好酸球，好塩基球）
- 血小板

すでに第 1 章でも述べたように，血液学的検査ではこのような血球成分の状態を調べるので，臨床検査の重要項目になります（表 1・2 参照）．

● リンパ液の成分

毛細血管から染み出した血漿成分は組織や細胞間を満たし再び血中に戻るほかに，間質液（組織液）やリンパ液として循環しています．リンパ液は**リンパ球**などの有形成分と液体成分から成り，**リンパ系**をつくって**生体防御**などの重要な働きをしています．（詳しくは §2・16 で説明します．）

2・15　気体（ガス）の運搬：肺胞と組織でのガス交換

血液による物質運搬のなかでも重要なものが酸素の運搬と CO_2（炭酸ガス）の運搬（**ガス交換**）です．私たちは呼吸によって生きています．息を吸い込みながら O_2（酸素ガス）を取込み，息を吐き出すときに CO_2 を吐き出します．この二つの気体（ガス）の運搬と交換が**呼吸**です．

O_2 は血液中の呼吸色素である**ヘモグロビン（Hb）**と結合してオキシヘモグロビン（HbO_2）となり，体の各部へ運ばれます．ヘモグロビンは酸素分圧の高い肺胞では O_2 と結合しやすく，CO_2 分圧の高い組織では O_2 を放しやすくなります（拡散）．気体（ガス）に関する基本的な事項をまとめておきます．

● 酸　素（O_2）

大気中での O_2 濃度は約 21 % で，大気圧は 760 mmHg ですから，

$$O_2 \text{分圧} = 760 \times 0.21 = 160 \text{ mmHg}$$

です．一方，肺胞では O_2 が血液中に移行し CO_2 が入ってくるので，O_2 分圧 = 102 mmHg です．

また，静脈中の O_2 分圧は約 40 mmHg 程度です．O_2 含有量は，動脈内では 20 %（容積）程度で，静脈血中でも 15 %（容積）程度含まれています．（ヘモグロビン 1 g は最大 1.34 mL の O_2 を運搬でき，ヘモグロビンの血中濃度が約 15 g/dL である場合には，

$$\text{血液 1 dL 中の } O_2 \text{ 量} = 1.34 \times 15 = 20.1 \text{ mL/dL}$$

となり，約 20 % 程度という計算結果が出ます．）

● 一酸化炭素（CO）

CO は酸素よりもヘモグロビンのヘム鉄と結合しやすいので，CO の濃度が高いときには O_2 が運ばれなくなってしまい，あっという間に死を招くたいへん有毒な物質です．

● 二酸化炭素（CO_2）

CO_2 はいわば生体反応の廃棄物ですが，血液中には常時約 50 % 程度の CO_2 が溶け込んだりして含まれています．CO_2 のガス交換は，肺胞における放出

と組織における回収があり，CO_2 分圧の低い方への拡散により起こります．さらに，CO_2 は酸素よりも血漿中に溶解しやすく（気体の溶解度），赤血球中の酵素により炭酸イオンに変換されてから，血漿中を移動し排出されるルートもあります．

2・16　免疫：自己を守るシステム

生物は常に危険にさらされています．したがってその危険を感知し，身を守るシステムをもっています．このなかで体に侵入する異物を排除して，生体を守る仕組みを**生体防御**といいます．その代表的なものが**免疫**です．免疫の種類には自然免疫と獲得免疫があります．自然免疫は非特異的反応であり，獲得免疫は特異的な抗原に対する反応です．免疫を理解する上で重要な基本語句をまとめておきます．

● 抗　原

外部より侵入した異物から身を守るため，異物を認識して攻撃するのが免疫システムです．この侵入した異物（の一部分）を**抗原**といいます．抗原は，細菌，ウイルス，癌細胞などに存在します．また花粉や卵，そばなどの食物が抗原として認識されて，アレルギー反応をひき起こすこともあります．

● 抗　体

抗体は抗原を認識してこれに結合し，免疫反応を誘導するタンパク質です．鍵と鍵穴の関係のように特定の抗体は特定の抗原と 1 対 1 に対応します．異物（抗原）が体内に入り，それが免疫システムに認識されると，特定の抗体が産生されます．抗体は免疫細胞を誘導して抗原を捕食させたり，異物から生じる有毒物質を不活性化したり，異物を直接攻撃したりして体を守ります．

最近では，病気（疾病）に直接関係する抗原に対応する抗体を人工的に製造し，医薬品としたものがつくられており，**抗体医薬品**とよばれています．

● リンパ球

リンパ球は白血球の約 30 %を占めています．リンパ球には B 細胞と T 細胞

があり獲得免疫に関係しています．一方，自然免疫には，好中球など他の白血球成分が関与します．

● 獲 得 免 疫

B細胞が分泌する**抗体**または**キラーT細胞**を主体とした免疫で，遺伝子の再構成によって，ほぼすべての疾患に対応することができる免疫システム．予防接種によって活性化される免疫です．

● 細 胞 性 免 疫

細胞内に隠れて増殖する細胞内寄生菌（結核菌），ウイルス，癌細胞など，抗体の有効性の低い非自己細胞を標的とする免疫で，**細胞性免疫**の主役は**T細胞**です．マクロファージから情報を受けたヘルパーT細胞は（サイトカインを分泌し）キラーT細胞やリンホカインの産生を促し，異物を攻撃して破壊します．

● 体液性免疫（液性免疫）

細胞外で増殖する細菌やヘビ毒などのタンパク質毒素を標的とする免疫で，**体液性免疫**の主役は**B細胞**です．貪食細胞であるマクロファージが抗原を捕食した後，ヘルパーT細胞を介してB細胞を刺激して，抗体産生と記憶を行わせています．B細胞は抗体をつくるとともに，その一部は記憶細胞として残ります．抗体は免疫グロブリン（Ig）と総称されるタンパク質です．

● 免疫グロブリン（Ig）

免疫グロブリンには，IgG，IgA，IgM，IgD，IgEの5種類があります．このうち，IgGが最も量の多い抗体で，唯一胎盤を通過でき，胎児の免疫を担っています．IgEはI型（即時型）アレルギーに関与する抗体です．

● ア レ ル ギ ー

花粉症やじんま疹，ペニシリンショックなど，特別な物質（**アレルゲン**）による行き過ぎた抗原抗体反応によって病的な反応が起こることを**アレルギー**とよびます．アレルギーはアレルゲンに対する過敏な生体反応です．ツベルクリン反応もアレルギー反応を利用したものです．化学物質過敏症などもあります．

● **人工免疫**

　毒性を弱めた病原体や毒素を**ワクチン**といいます．ワクチンを前もって打っておくと免疫ができ，病気の予防に役立ちます（**ワクチン療法**）．ワクチン療法の元祖はジェンナーで，天然痘の予防に牛痘を用いました．ウマなどにワクチン注射をして抗体をつくらせ，それから血清をとり，人の治療に用いる方法を**血清療法**といいます．

2・17　神経系による伝達（調節）

　刺激（情報）の伝達には**神経系**と**ホルモン**（化学物質）によるルートがあります．神経系は神経細胞（ニューロン）を介した伝達を行うネットワークですが，多数のニューロンが集まった部位を中枢とよび，中枢をもつ神経系は集中

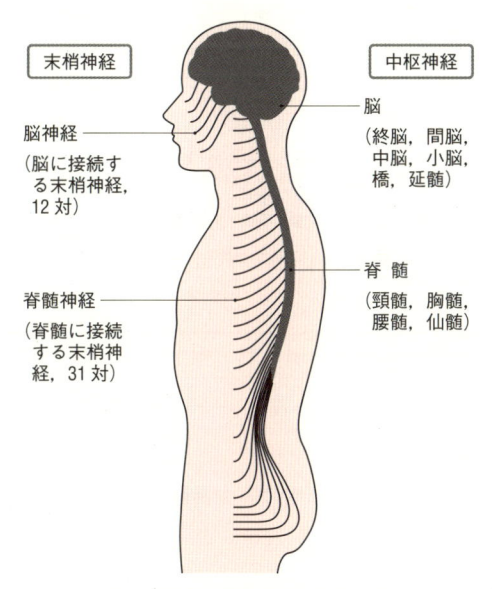

図2・10　中枢神経系と末梢神経系

神経系といわれます．ヒトの神経系は集中神経系であり，**中枢神経系**（脳と脊髄）と**末梢神経系**（**体性神経系**と**自律神経系**）から成り立っています．図2・

10のようにまとめられます.

● 脳

中枢神経系は脳神経系と脊髄神経系から成り立ちます．重要な統括器官である脳は，**終脳（大脳半球）**，**間脳**，**中脳**，**小脳**，**橋**，**延髄**に分かれています．間脳，中脳，橋，延髄をあわせて**脳幹**とよびます．それぞれの働きをまとめると図2・11のようになります．

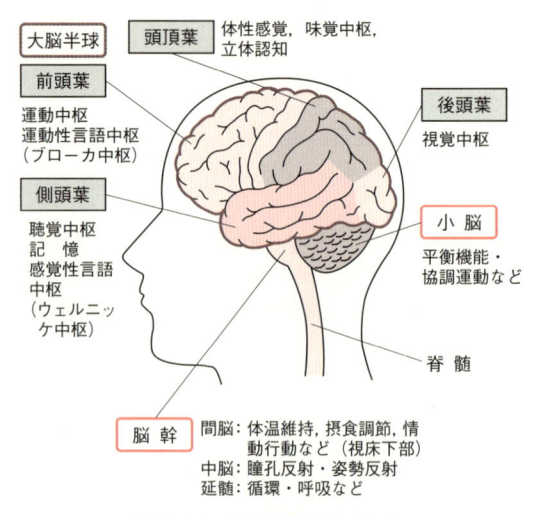

大脳半球	
頭頂葉	体性感覚，味覚中枢，立体認知
前頭葉	運動中枢 運動性言語中枢 （ブローカ中枢）
側頭葉	聴覚中枢 記　憶 感覚性言語中枢 （ウェルニッケ中枢）
後頭葉	視覚中枢
小脳	平衡機能・協調運動など
	脊髄
脳幹	間脳：体温維持，摂食調節，情動行動など（視床下部） 中脳：瞳孔反射・姿勢反射 延髄：循環・呼吸など

図2・11　脳の構造と働き

● 脊　髄

脳につながった**脊髄**によって，頭部以下の全身に末梢神経の網の目がはりめぐらされています．

● 体 性 神 経 系

体性神経系は全身に向かう遠心性の**運動神経**と，脳に集まっていく求心性の**感覚神経**の2系列から成り立っています．体性神経は全身の感覚や運動と関連した神経で，意識が働く神経です．

● 自 律 神 経 系

体性神経とは反対に，無意識下に働くのが**自律神経系**です．遠心性の**交感神経**と**副交感神経**の2系列から成り立っています．自律神経系は内分泌系と協同

して生命活動に重要な調節をします．

2・18　ホルモンと病気

　ホルモンとは内分泌細胞から分泌される微量化学物質で，血液中をめぐり，標的器官でその効果を発揮します．このホルモンのパワーは誰もが知っています．生命が維持されたり生殖が営まれ子孫が残れていくのは，ホルモンの働きです．そして，女性が乳癌の恐怖にさらされるのもホルモンの働きです．このようにホルモンは病気の原因にもなりますから，しっかりまとめておきましょう．

● **ホルモンの種類（分類）**

　おもなホルモンは表2・2のように，分泌される内分泌器官（p. 57の図参照）によって分類されます．

● **ホルモン分泌と病気**

　ホルモンは病気と密接に関係しています．**ホルモン異常**に関連する病気は，内分泌系疾患とよばれ，ホルモンが過剰になるケースと欠乏するケースがあります．

　ホルモン異常の場合は重い病気になる場合があります．たとえば，甲状腺ホルモンに関連したものとしては，**バセドウ病**が有名で，ほかに**橋本病**（粘液水腫），**クレチン病**などがあります．また，膵臓のインスリンは糖尿病と関係しています．これらの内分泌系の病気については第10章で詳しく解説します．

2・19　尿と尿素，尿酸

　消化器官で分解，吸収された食物（栄養素）の残骸は長い小腸を通り，大腸に至り，肛門から便として体外に排泄されます．一方，腎臓で血液からこし出された不要物が水に溶けたものが**尿**です．ヒトの尿のおもな成分は**尿素**であり，窒素（N）を含んだ有機化合物です．鳥類は尿素ではなく，**尿酸**として排出します．尿素と尿酸の違いをよく区別しておいて下さい．特にヒトでは大き

表2・2 主要ホルモンと作用

分泌器官		ホルモン	おもな作用
下垂体	前葉	成長ホルモン（GH）	骨の成長，発育促進，糖質・タンパク質代謝調節（同化作用促進）
		プロラクチン（PRL）	乳腺発達，乳汁分泌促進
		甲状腺刺激ホルモン（TSH）	甲状腺ホルモン分泌促進
		副腎皮質刺激ホルモン（ACTH）	副腎皮質ホルモン分泌促進
		性腺刺激ホルモン（ゴナドトロピン） 卵胞刺激ホルモン（FSH）	卵胞発育促進（女性） 精子形成促進（男性）
		黄体形成ホルモン（LH）	排卵促進，黄体維持（女性） テストステロン分泌促進（男性）
	後葉	オキシトシン	子宮収縮（分娩促進），乳汁分泌促進
		バソプレシン（抗利尿ホルモン：ADH）	尿細管での水の再吸収促進，循環血液量・浸透圧の調節
甲状腺		チロキシン（T$_4$） トリヨードチロニン（T$_3$）	新陳代謝促進，血糖上昇，TSH分泌抑制
		カルシトニン（CT）	血中カルシウム減少（骨吸収抑制）
副甲状腺 (上皮小体)		副甲状腺ホルモン（パラトルモン：PTH）	血中カルシウム増加（骨吸収促進），血中リン酸減少
副腎	皮質	鉱質コルチコイド（アルドステロン）	尿細管でのナトリウムの再吸収（細胞外液量維持），尿中へのカリウム排泄
		糖質コルチコイド（コルチゾール，コルチコステロン，コルチゾン）	血糖上昇，タンパク質異化促進，抗炎症作用，抗ショック・ストレス作用
		性ステロイド（デヒドロエピアンドロステロン）	男性化（男性ホルモン作用）
	髄質	アドレナリン（エピネフリン） ノルアドレナリン（ノルエピネフリン）	交感神経刺激，血糖上昇，血圧上昇
膵臓	A細胞（α細胞）	グルカゴン	血糖上昇
	B細胞（β細胞）	インスリン	血糖低下，グリコーゲン，タンパク質，脂肪の合成
精巣		テストステロン（アンドロゲン）	二次性徴発現（男性化），タンパク質同化
卵巣		卵胞ホルモン（エストロゲン）	二次性徴発現，子宮収縮促進
		黄体ホルモン（プロゲステロン）	子宮収縮抑制，排卵抑制

な違いが出ます．

　尿酸は第10章で取上げるように，病気と関係する化合物で，**痛風**の原因物質です．その骨格はプリン骨格とよばれるので，**プリン体**と総称されることもあります．尿酸値を調べる尿の検査は病気の発見につながります．糖尿病ではその名前のとおり，尿の中に糖がたくさん混ざってきます．尿や大便の中に血が混ざったり（血尿，潜血）した場合は，重篤な病気（癌など）が疑われます．

　このように，尿や大便は健康状態を示す大事なサインであり，検査（尿検査や検便）によって，病気の状態や病原菌の存在について知ることができることを強調しておきます．尿＝汚ないもの　という考えから，尿＝健康のバロメーター　というような，一歩進んだ理解をしていただきたいと思います．

　自力で排泄ができなくなった人の排泄援助は看護の重要な課題です．

2・20　おわりに

　人間の正常な（健康な）体について学ぶ学問には，解剖生理学や生化学があります．この章では簡単に高校理科の知識をまとめて，それらの科目への準備をしています．すなわち高校理科に含まれるたくさんの項目の中から，体を理解するために必要なキーワードを抜き出し，将来活用できるようにわかりやすく並べてみました．説明の足りない部分もありますが，このわずか20項目足らずの内容でも，将来学ぶ専門科目の基盤になっていることがわかってきたと思います．

　これから医療の現場では病気の人と向かい合います．病気の状態については病理学で学びますが，その前に何が正常なのかをしっかりつかむための基礎にして下さい．また，高校理科を忘れたときは，もう一度この章を読み返し，頭の整理をすることをお勧めします．第3章では，病気について少しずつかみくだいて説明していきます．

キーワード　栄養素，水，ビタミン，ミネラル，細胞，溶液，濃度，酵素，加水分解，酸化・還元，酸・塩基，細胞分裂，遺伝，DNA，RNA，組織，器官，体液，血液，ガス，免疫，神経系，ホルモン

● 重要な臓器・器官系の仕組み ●

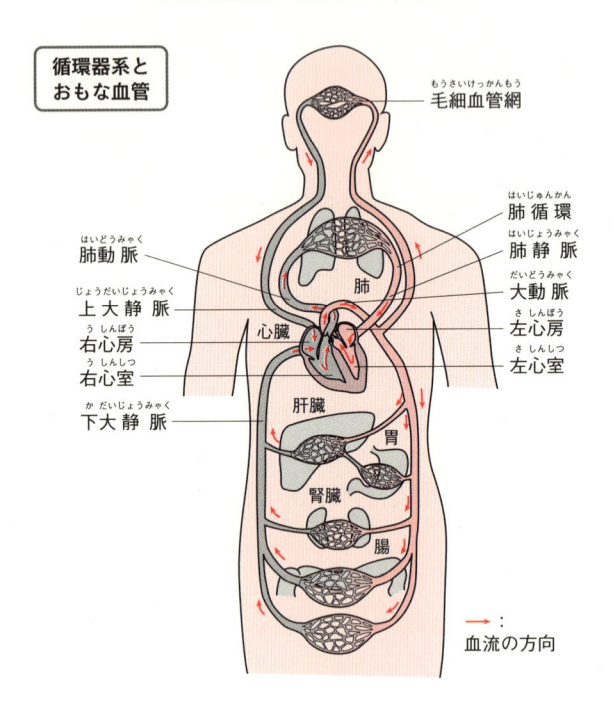

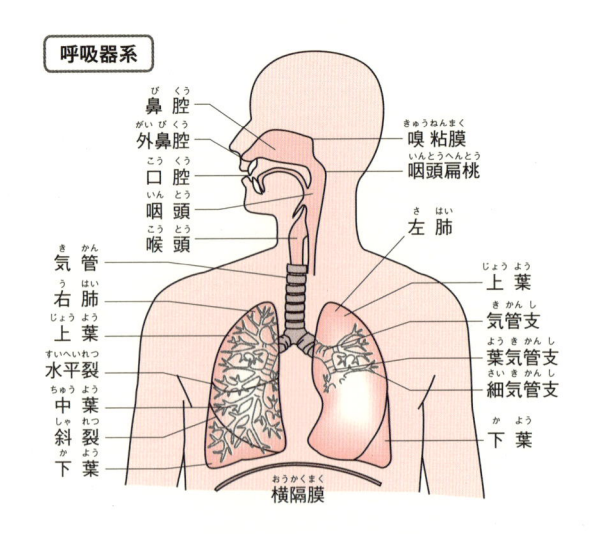

循環器系とおもな血管

- 毛細血管網（もうさいけっかんもう）
- 肺循環（はいじゅんかん）
- 肺動脈（はいどうみゃく）
- 肺静脈（はいじょうみゃく）
- 肺
- 大動脈（だいどうみゃく）
- 上大静脈（じょうだいじょうみゃく）
- 左心房（さしんぼう）
- 右心房（うしんぼう）
- 心臓
- 右心室（うしんしつ）
- 左心室（さしんしつ）
- 肝臓
- 下大静脈（かだいじょうみゃく）
- 胃
- 腎臓
- 腸

→：血流の方向

呼吸器系

- 鼻腔（びくう）
- 外鼻腔（がいびくう）
- 嗅粘膜（きゅうねんまく）
- 口腔（こうくう）
- 咽頭扁桃（いんとうへんとう）
- 咽頭（いんとう）
- 喉頭（こうとう）
- 左肺（さはい）
- 気管（きかん）
- 上葉（じょうよう）
- 右肺（うはい）
- 気管支（きかんし）
- 上葉（じょうよう）
- 葉気管支（ようきかんし）
- 水平裂（すいへいれつ）
- 細気管支（さいきかんし）
- 中葉（ちゅうよう）
- 斜裂（しゃれつ）
- 下葉（かよう）
- 下葉（かよう）
- 横隔膜（おうかくまく）

57

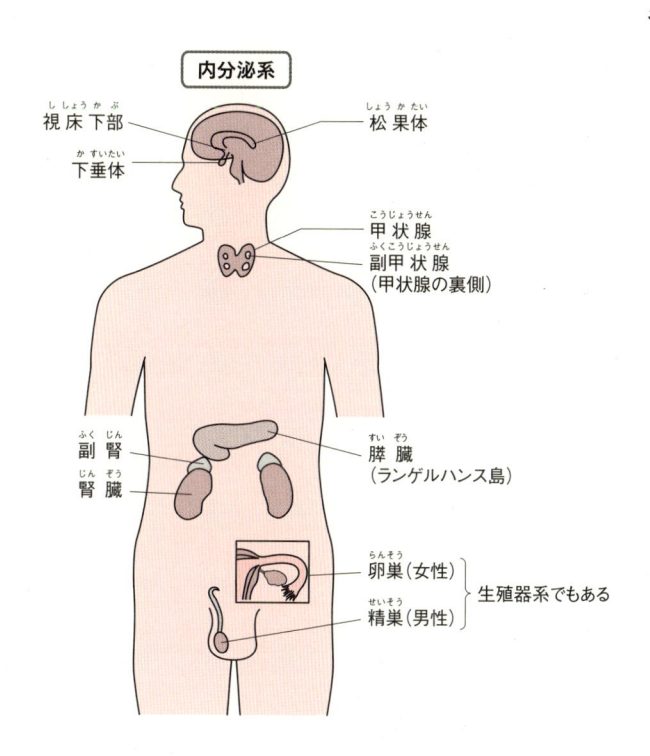

内分泌系

- 視床下部(ししょうかぶ)
- 松果体(しょうかたい)
- 下垂体(かすいたい)
- 甲状腺(こうじょうせん)
- 副甲状腺(ふくこうじょうせん)（甲状腺の裏側）
- 副腎(ふくじん)
- 腎臓(じんぞう)
- 膵臓(すいぞう)（ランゲルハンス島）
- 卵巣(らんそう)（女性）
- 精巣(せいそう)（男性）
}生殖器系でもある

泌尿器系（男性）

- 腎臓(じんぞう)
- 腎盂(じんう)
- 尿管(にょうかん)
- 膀胱(ぼうこう)
- 前立腺(ぜんりつせん)（生殖器系）
- 尿道(にょうどう)
- 外尿道口(がいにょうどうぐち)

神経系

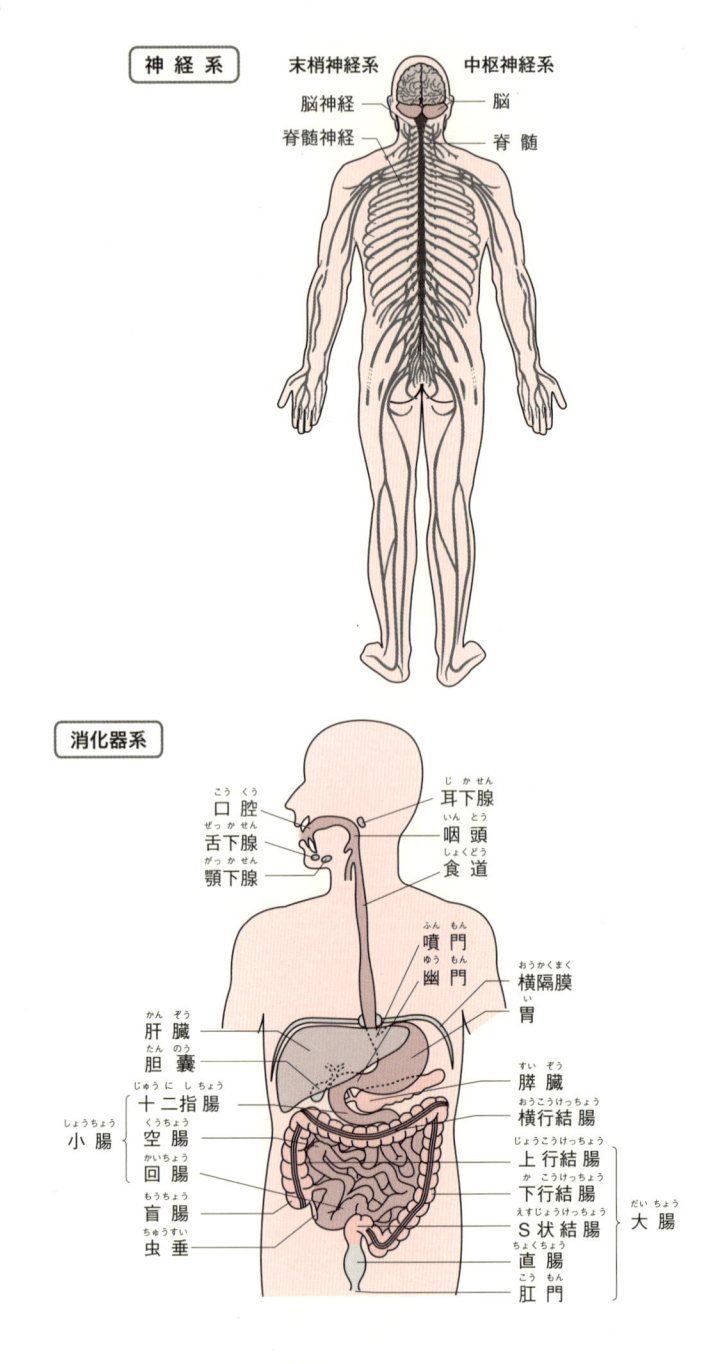

- 末梢神経系
  - 脳神経
  - 脊髄神経
- 中枢神経系
  - 脳
  - 脊髄

消化器系

- 口腔（こうくう）
- 舌下腺（ぜっかせん）
- 顎下腺（がっかせん）
- 耳下腺（じかせん）
- 咽頭（いんとう）
- 食道（しょくどう）
- 噴門（ふんもん）
- 幽門（ゆうもん）
- 横隔膜（おうかくまく）
- 胃（い）
- 肝臓（かんぞう）
- 胆嚢（たんのう）
- 膵臓（すいぞう）
- 十二指腸（じゅうにしちょう）
- 横行結腸（おうこうけっちょう）
- 小腸（しょうちょう）
  - 空腸（くうちょう）
  - 回腸（かいちょう）
- 上行結腸（じょうこうけっちょう）
- 下行結腸（かこうけっちょう）
- 盲腸（もうちょう）
- 虫垂（ちゅうすい）
- S状結腸（エスじょうけっちょう）
- 直腸（ちょくちょう）
- 肛門（こうもん）
- 大腸（だいちょう）

第II部

知っておきたい病気

3 知っておきたい病気の基礎

　生きることはすなわち，病気との闘いです．この章では，病気の専門家に近づくための基礎をしっかりと身につけていただきます．特に，病気について学ぶポイントをつぎの二つに絞りました．第一は病気の原因についてよく考えることです．第二は病気と治療の歴史について知ることです．これによって病気の全体像が見えてくると思います．

3・1　病気（疾病，疾患）の定義

　病気のことを昔は**やまい**（**病**）といいました．漢字の部首にも"やまいだれ"というのがあります．これは，病気にはさまざまな症状があることを示しています．病気と同じ意味で使われる言葉に，疾病や疾患というものもあります．疾病や疾患は，病気の総称（ひとまとめにした呼び方）です．

　世界保健機関（**WHO**）によると，"健康とは，単に疾病や病弱でないというだけでなく，身体的，精神的，そして社会的に良好な状態をいう"，と定義されています．したがって，病気（疾病）とは，このような健康の定義から外れた（崩れた）状態を指します．病院や医療機関に行かない人のなかにも病気の人はいるということに気づかなければなりません．最近では，病気を発症する可能性が高い人を**予備軍**とよんだりして，警告を発しています．

　また，第2章の解剖学の項（§2・12）でも述べましたが，体の構造の変化が病気の原因となることもよくあります．たとえば，心臓や脳への血流が妨げられたり，せき止められたりすると，**心筋梗塞**や**脳梗塞**でみられるように，組

織が死んでしまいます．心臓の弁に異常があると，心臓の機能不全（**心不全**）が起こります．皮膚に傷ができると防御機能が低下し，**感染**の原因となります．**癌**のように細胞の異常な増殖が起こると，正常な組織が直接破壊されたり，組織を破壊するような圧力が生じたりします．免疫機能の異常は，**アレルギー疾患**をひき起こします．

このように病気の種類はさまざまですが，病気が起こっている部位（臓器）やその原因で分類するのが便利です．以下の各論では，病気の起こっている部位やメカニズムに注目した分類を用います．

3・2　薬 の 定 義

病気は健康が損なわれた状態であり，**薬**はそれをもとに戻す（治療する）ために使われる便利な道具です．薬を化学の目で見ると，**病気の予防と治療，診断の役に立つ化学物質（化合物）**です．ほとんどの薬は有機化合物ですが，無機医薬品というものもあります．法律上の言葉を使うと，薬事法第2条にその定義が書かれています．すなわち，医薬品とは日本薬局方＊に収められているもので，疾患の治療・診断・予防に用いられるものであり，身体の構造，機能に影響するものであるという定義の上に存在しているものです．

したがって，薬局方に収められていないもの（健康食品のようなもの）を薬のように使ってはいけないということになります．ニュースで薬事法違反という事件が取上げられることがありますが，これは薬として認められていないものを，薬のようにしてまやかしで売ったりした場合のことです．健康被害や死者が出ることがあります．

口から摂取する薬以外のものはおおむね食品の仲間であって，薬とはよべません．健康食品とよばれるものでも，病人を対象にした疾病の治療・診断・予防を目的に用いてはならないということです．

薬と食品の区別を理解するには，ビタミンのことを考えるとよくわかります．ビタミンは薬でもあり，食品（栄養素）でもあるからです．ビタミンは体

＊　厚生労働大臣が医薬品の性状や品質の適正を図るため，薬事法（第41条）に基づいて定める医薬品の規格書．

の中ではつくられないので，野菜や肉類などの食品からとることが必要です．必須栄養素といいます．一方，栄養が偏りビタミン不足になると，ビタミン欠乏症という病気になります．ビタミンを薬として飲むことで，病気の治療ができます．ビタミンは食品でもあり，立派な薬でもあるのです．

3・3　病気の原因

すべての病気には原因がありますが，それがなかなかわからないことも多いものです．病気の原因を突き止め，理解することは病気を治す第一歩になります．また，病気を分類するのにも代表的な原因を知っておくことが重要です．

病気の原因がもともとの個体（人間）にあるとき，その原因を**内因**といい，その疾病を**内因性疾患**とよびます．たとえば，年齢，性別，遺伝，免疫力，酵素欠損などというものです．これに対し，疾病が外部から加わる原因で生じるとき，その原因を**外因**といい，疾病を**外因性疾患**とよびます．たとえば，感染症やけが，骨折，あるいは薬物中毒などがその例になりますが，多くの疾患は，内因，外因が関連して発生するようです．生活習慣病はまさにこの例です．

病気の原因につながるものを健康リスクとよんで，積極的に病気の予防を考えるのが今日の医学です．一般的な病気の原因を知ることは，これらの原因から身を守る第一歩になります．むやみに不老不死を求めるのでなく，原因（＝リスク）を減らし，健康を守ろうとする考えです．

疾患，疾病の原因となる状況として，つぎのようなものが考えられます．以下は病気の原因による分類の一例です．

● **感染による病気**（第8章参照）

すでに第1章（§1・3・1）でふれましたが，外部から細菌やウイルスなどの病原体が生体内に侵入し増殖することを**感染**といいます．その結果，臓器や体に障害が起こる病気を**感染症**といいます．感染した菌種（次ページの囲み参照），ウイルスの種類によって症状や対策が異なります．これら病原体の大きさの目安としては，図1・4にも示しましたが

$$\text{ウイルス} < \text{細菌} < \text{真菌など} < \text{寄生虫}$$

の順になります.

感染症は最も原因のはっきりした病気であり,人類の歴史は,まさに未知の感染症との闘いでした.病気の治療の歴史を振返る格好のテキストです.

> **細菌の分類**　グラム博士により細菌の**グラム染色法**というものが考案されました.グラム染色法で染まりやすい菌は**グラム陽性菌**,染まりにくい菌は**グラム陰性菌**とし,染色のしやすさで菌が大きく2群に分類できることを見いだしました(図3・1).さらにその菌の形態が球体であれば**球菌**,長ければ**桿菌**とよび,球菌がブドウの房状になっていればブドウ球菌,つながっていればレンサ(連鎖)球菌,二つくっついていれば双球菌とよんでいます.
>
> (a) 球菌　　　　　　　　　　(b) 桿菌
>
> ブドウ球菌　レンサ球菌　双球菌　　大腸菌など　バシラス属(連鎖)
>
> **図3・1　細菌の形態**
>
> 結核菌はグラム陽性桿菌に分類され,さらに特徴として,偏性好気性菌であり抗酸菌であり細胞内寄生菌です.偏性好気性菌とは,酸素がないと増殖できないということです.勉強を始めたばかりの学生の方は,"生物は酸素がなければ生きていけないのは当たり前"と思うかもしれませんが,"酸素があると死ぬ菌"もあるのです.これを偏性嫌気性菌とよび,ボツリヌス菌や破傷風菌がこの仲間です.(真空パックや缶詰の中が大好きです.)
>
> また,マイコプラズマはやっかいな肺炎などをひき起こす微生物で,細菌と違い細胞壁をもっていません.

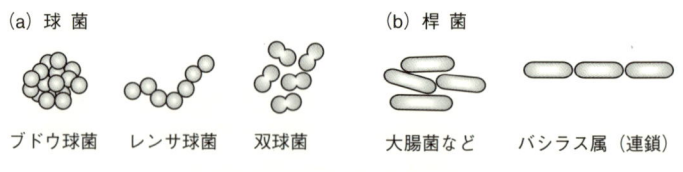

● **加齢と病気**

年をとることも立派に病気の原因になります.若いときは健康であった人が年をとると病気がちになることはよくあります.正常であった体の調節がおかしくなるのは,ちょうど,車が古くなってタイヤがパンクしたり,ガタがきたときのような状態です.年をとってサビがたまったような状態が病気です.年をとることは避けられませんから,それによって顔を見せてきた病気には,運命として向かい合いましょう.定期的な健康診断が病気を食い止める有効な手

段になります．

● **代謝調節の乱れによる病気**（第 10 章参照）

　体の中の化学反応，すなわち代謝反応は，酵素によって円滑に行われています．この代謝反応が何かの拍子に異常をきたすことがあります．たとえば，酵素が働かなくなったり，壊れてしまったときです．こういうときは体の中では普段と違う異常反応が起こりますから，大変なことになってしまうのです．酵素やホルモンの異常により調節がうまくいかなくなったときには，薬による治療（薬物治療）が有効です．**糖尿病**や**バセドウ病**というのはこういう範囲の病気です．

● **免疫系の乱れによる病気**（第 10 章参照）

　外敵（異物）から自己を守るシステムを**免疫**といいます．病原体をやっつけるために，体中にこの免疫システムによる見張り体制がしかれています．細胞が異常な分裂をしたときにそれを食い止めるシステムも免疫です．自分（自己）と他人（非自己）をきちんと区別して，自分でないものはやっつけてくれるガードマンのようなものです．もともと，抗原抗体反応は特異的なものです．このガードマンが自分を傷つけるような行き過ぎの防衛（自爆）を始めるのが**アレルギー**で，花粉症やアトピーがよく知られています．花粉症は花粉という非自己に対する反応ですが，自己抗原に対して攻撃する場合もあります．これは**自己免疫疾患**とよばれ，潰瘍性大腸炎やSLEという病気があります．免疫の乱れが起こる原因はまだよくわかっていませんが，加齢や情報伝達の乱れが関連しているようです．

● **腫瘍（新生物）の発生による病気**（第 6, 7, 9 章参照）

　生体の制御からはずれ，暴走状態で異常に増殖する細胞集団を**腫瘍**といいます．正常のルールからはずれた暴れん坊細胞はたくさん発生します．それでも良性腫瘍は増殖の範囲が正常組織内に留まり，周囲への浸潤もなく，本来の臓器の機能を障害することは少なく，大きな病気にはなりません．これに対し悪性腫瘍は，正常組織・臓器の機能と無関係に，また無制限に発育し，周囲組織や臓器への浸潤，他臓器に転移して増殖し，ついには個体を死に至らしめる重

大な疾患です．一般に癌とよばれる悪性腫瘍は，近年のわが国における死亡原因の第1位に君臨する国民病で，二人に一人がかかるといわれています．癌の原因になるものには，細胞の情報の乱れ（内因），外部からの化学的刺激（喫煙）や物理的刺激（放射線），感染（発癌ウイルス）があります．

● **先天性疾患（遺伝子，染色体異常による疾患）**

親から子へ病気が伝えられるのは悲しいことですが，よく知られた事例があります．**色盲**や**血友病**です．遺伝子上の病的な形質が親から子へ伝えられたとき，それは内因性の先天性疾患とよばれ，治療の難しい病気です．この先天性異常には遺伝子診断が重要になります．

● **心因反応，心身症**（第11章参照）

相撲という競技では，心・技・体とそろって初めて素晴しい結果に結びつくといわれますが，名横綱の言葉に，"精神力，気力が一番"というものがありました．心の乱れが体の症状に反映されることはよくあることです．社会生活では他人に気を遣うことが重要です．その結果，さまざまな気疲れ，摩擦が生じたり，ストレスがかかったりします．病気は心の中にも忍び寄るものだということを知っておきましょう．メンタルヘルスという領域です．

● **安全性が確認できなかった薬**

そのほかに，薬が原因となる病気があります．たとえば麻薬性の薬物（アヘン系薬物，覚せい剤）による薬物中毒や，安全性が確認できなかった薬による被害（＝薬害）などがあります．サリドマイドやHIVで汚染された血液製剤などがその例です．

3・4　病気の予防

病気を予防するという観点は**予防医学**として大変重要です．無駄な投薬や手術を避けることはこれからの医療のめざす方向であり，医療費の削減につながり，何より健康を維持することができます．

病気を予防するためには，病気をひき起こす可能性のある**リスクファクター**

やリスクプロフィールについてよく知ることが重要です．具体的には，その人の年齢，性別，家族の病歴，ライフスタイル，物理的・社会的環境などの要因に基づいた，病気にかかるリスクを指します．リスクプロフィールに基づいて自身の病気にかかる危険性を知れば，それを最小限にするための対策を打つことができます．

　未来の医療では病気の予防ということが重要であり，医療従事者の役割は大変大きいものです．病気の予防とはすなわち健康の維持であり，それには健康を保つための食（＝栄養）の重要性が見直されつつあります．運動も病気の予防に役立つものと考えられます．医療・看護系の皆さんはその良きサポーターということになります．

3・5　病気の診断

　病気になった人に適切な病名をつけることを**診断**といいます．医療行為のなかで最も重要な部分であり，病気の診断と治療法の選択，あるいは薬の選択は医師の特権です（病気の診断と治療法の選択は医師の特権ですが，薬の選択には薬剤師の助言も重要になりつつあります）．

　病気の診断は，バイタルサインの測定，各種診察行為，および各種医学的検査などによって総合的に行われています．今日の医療では医学的検査が病気の原因を突き止めるのに最も有効です．その医学的検査のデータを集めることは医療従事者の重要な仕事です．

　バイタルサインとは，基本的な生命現象の特徴（徴候）を指します．具体的には，体温，脈拍，呼吸，血圧，さらには意識レベルをいいます．これらの判定は最も重要な**フィジカルアセスメント**です．バイタルサインは健康に関する最も常識的な基準であり，病気を予想する第一歩です．バイタルサインを正しく理解するためにも体の内部構造を知ることが重要です．

　すでに第1章や第2章で述べてきたように，病気の診断における臨床検査とその値（検査値）は治療開始時の指針になる重要なものです．どのような臨床検査が行われるのかについては，もう一度，§1・3の臨床検査技師の項を見ておきましょう．

> 以下には，代表的な疾病とその治療のなかから特に言葉として覚えておいていただきたいものを選び，説明しておきます．これらに関連した薬や医療技術，治療法について熟知するところから，基礎を固めていただきたいと思います．

3・6　病気と治療の歴史

　ここでは，歴史の流れをたどって病気や薬を理解するようにまとめてみました．人類がどうやって病気と闘ってきたかを知ることで，生きる上での教訓を学ぶことができます．病気の原因もわからず薬もない時代から，人々は病気と闘っていました．どこかに必ず治療のヒントがあるはずだと信じていました．"病気のあるところに必ず治療法あり"ともいわれました．そして，草木などの植物や鉱物（無機物），動物のなかに，病気に効くものを求めました．植物から得られた最古の薬が**モルヒネ**（オピオイド系鎮痛薬；植物アルカロイド）です．モルヒネや**コカイン**は生活のなかから見つかった鎮痛薬といえます．病気の苦痛を忘れるのに鎮痛薬を用いるのは対症療法*ですが，病気の痛みをなくす物質探しは，治療薬探しの原点です．

3・6・1　薬の発見から薬理学へ

　代表的な鎮痛薬**アスピリン**の発見（化学合成）の話は有名です．最も古く，価格の安い鎮痛薬がアスピリン（アセチルサリチル酸）です．アスピリンは今や薬の王様ともいわれ，高校の教科書，大学入試から国家試験まで登場します．そして重要なことは，今なお新たな使われ方をしている薬だということです．アスピリンがつくられたのは100年以上前，当時はやりの化学反応（アセチル化反応）がありました．モルヒネを無水酢酸でアセチル化すると，ヘロインができました．このアセチル化によって新しい薬をつくろうとしたバイエル社の化学者がヤナギの成分サリシンのアセチル化を行いました．その結果，ア

＊　原因を取除くのではなく症状を抑えるだけの治療（根治療法，原因療法の対義語）．

スピリンが生まれ，解熱鎮痛薬として不動の地位を築きました．

しかし，アスピリンがなぜ効くのかという鎮痛のメカニズムは不明でした．薬の効くメカニズム（作用機構）を解明する（理解する）学問を**薬理学**といいます．アスピリンの発見から100年もたった20世紀後半になって，炎症の原因物質プロスタグランジン類（PGやLT）が発見されました．そして一挙にアスピリンの作用機構が解明されました．アスピリンはこれらの痛みの原因が生成するのを抑えていたのです．このメカニズムの解明はアスピリンの血栓防止効果（PG生成抑制）についても光を当てました．結果として，今日ではアスピリンは脳梗塞の予防のための安全な薬としても使われています．

アスピリン
（アセチルサリチル酸）　　モルヒネ　　ヘロイン

モルヒネの化学変換も盛んに行われ，先のヘロインのほか，コデイン，テバインなどの誘導体がつくられています．

3・6・2　感染症との闘い

病気を起こす原因になる微生物は**病原微生物（病原体）**とよばれます．人間の腸の中にも（兆単位の）細菌がいますが，これらは腸内細菌とか常在菌などとよばれます．善玉菌とか悪玉菌という呼び方もされます．細菌はウイルスよりも大きく，約 1 μm 程度の大きさです．普通の光学顕微鏡で見える大きさです．ウイルスは光学顕微鏡では見えませんし，性質もだいぶ違います．したがって，病気の原因が細菌なのかウイルスなのかを区別して，治療法を考えなければなりません．

a. 感染症の定義　§3・3でもふれたように，外部から細菌やウイルスなどの病原体が生体内に侵入し増殖することを**感染**といいます．その結果，臓器や体に障害が起こる病気を**感染症**といいます．原因となる病原体がマラリアなどの原虫の場合は原虫症，回虫などの寄生虫の場合は寄生虫症ともよばれま

す．感染した微生物の種類によって症状や対策（治療薬）が異なります．感染症は最も原因のはっきりした病気であり，人類の歴史は，まさに未知の感染症との闘いでした．

感染症には，インフルエンザや赤痢のように人から人へ伝染する**伝染性感染症（伝染病）**と，膀胱炎や破傷風のように人から人に伝染しない**非伝染性感染症**とがあることを認識しましょう．ある種の感染症はその伝染性のために社会的偏見とともにみられてきました．エイズやハンセン病などがその例です．

また，エイズ患者のように，免疫力が低下していると健康な人ではありえない微生物の感染が起こり，これを**日和見感染症**とよびます．これらは感染症の基本用語です．

b. 代表的な感染症　ここでは，比較的ポピュラーな病気として知っておきたい感染症をまとめてみました（第8章で詳しくふれます）．

● **肺 炎**

肺炎は微生物が肺に侵入して起こる呼吸器疾患で，侵入する微生物の種類，患者の年齢層，治療法に着目して理解する必要があります．肺炎は日本では死亡原因の第4位（2011年現在）の死に至る疾患です．感染症で最も死亡率が高いのが肺炎です．原因となる微生物に着目した場合，肺炎は，**細菌性肺炎**，**非定型肺炎**（マイコプラズマ，レジオネラ，クラミジアによるもの），**ウイルス性肺炎**，**真菌性肺炎**などに分類されます．通常の生活をしていてかかった肺炎を**市中肺炎**，病院内で感染して起こる肺炎を**院内肺炎**とする区別もあります．

さて，肺炎による死亡はわが国の死亡原因の第4位，人口10万人当たり70人ですが，高齢者（65歳以上，特に85歳以上）では罹患率，死亡率ともに高く，90歳以上では死亡原因の第1位になります．高齢者（65歳以上）の場合，免疫力の低下する病気（糖尿病，腎不全，進行癌，血液疾患，エイズなど）をもっていたり，あるいは肺がすでに荒れている状態（肺気腫，肺線維症など）などでは病状が急速に悪化し危険な状態になります．寝たきり老人では誤嚥によっても起こります．胸部X線写真は肺炎の有無，そして広がりを知る上で必須の検査です．

3・6 病気と治療の歴史

● 結　核

肺結核は結核菌による肺感染症であり，わが国では労咳（ろうがい）ともよばれ，長い間死亡率第1位の国民病でした．歴史上の多くの著名人が罹患し，喀血（かっけつ）し，亡くなりました．近代細菌学の父といわれるコッホが結核菌を発見し，結核の原因と診断法がわかりましたが，特効薬はなかなか見つかりませんでした．結核の恐ろしいところは，結核菌が比較的弱毒菌のため，初期には症状が軽く，気づいたときには病状がかなり進行してしまうことです．肺結核が代表的ですが，正岡子規のように，結核菌が脊椎に侵入する脊椎カリエスもあります．

結核は1943年のストレプトマイシンの登場で，国民病ではなくなりました．ほかにも多くの薬があり，十分に治る病気です．しかし，治療が遅れると，呼吸機能障害など後遺症が残ります．また，薬の効きにくい結核菌（**多剤耐性結核菌**）などで再発を起こすこともあります．最近の院内での集団発生は，この多剤耐性菌によるものが多いです．

● インフルエンザ

パンデミック（爆発的な流行）という言葉は，最近では（新型）**インフルエンザ**に対して用いられるようになっています．インフルエンザウイルスにはA型，B型，C型があり，過去においても何度か猛威をふるいました．20世紀には第一次世界大戦でのスペインかぜで4千万人もの死者を出し，戦争を終結に招いた原因ともいわれています（戦死者よりも病死者の方が多い）．最近では，結核に対するストレプトマイシン同様，インフルエンザにも特効薬が見つかって（備蓄されて）います．有名なタミフル®（一般名オセルタミビルリン酸塩）やリレンザ®（一般名ザナミビル水和物）の登場で，十分に治療できる病気になりましたが，これらの特効薬（抗ウイルス薬）は，発症後48時間以内の服用が決め手となるようです．

インフルエンザウイルスは流行のたびに抗原型が変異していくため同じ人が何度でも罹患しますし，20～30年に一度は世界的な大流行が起こっています．20世紀最後の大きな流行は1968年の香港かぜでした．

● エイズ（後天性免疫不全症候群）

エイズ（**AIDS**）は，ヒト免疫不全ウイルス（HIV: human immunodeficiency

virus）の感染によって生じる**免疫不全症候群**です．免疫力が低下するために日和見感染（カリニ肺炎，カンジダ症）や悪性腫瘍（カポジ肉腫）などを発症します．

HIVが主としてヘルパーT細胞（CD4陽性リンパ球）に感染し，その質的および量的低下をきたした結果，細胞性免疫を主体とした免疫不全を起こします．しかし，HIV感染症自体はHIV感染からエイズ発病まで平均13年といわれている慢性疾患であり，病期により，急性期，無症候性キャリアー期，エイズ発症期に分けられます．感染経路は，性行為，汚染された血液および血液製剤の注射，注射針の共用，母子感染です．

● **血液製剤による感染（薬害）**

HIVやC型肝炎に感染（汚染）した血液からつくられた（非加熱）血液製剤によって感染がひき起こされた例として，薬害エイズや薬害肝炎などが知られています．

● **肝 炎**（第6章参照）

現在までに肝炎ウイルスとしてA型肝炎ウイルス（HAV），B型肝炎ウイルス（HBV），C型肝炎ウイルス（HCV）のほか全7種が報告されていますが，持続感染により明らかに**慢性肝炎・肝硬変・肝癌**をきたすのはHBVとHCVです．ここでは頻度の高いHBV・HCV肝炎について述べます．肝硬変についてみると，HCV感染が62％，HBV感染が15％，HBVとHCVの重感染3％，アルコール性12％で，80％はB型あるいはC型肝炎ウイルスの持続感染に起因するものです．また，わが国の原発性肝細胞癌の80％以上がHCV感染に起因しています．

● **院内感染**

病院内は，免疫力の弱い患者と保菌者が同時に存在し，多くの菌と多数の抗菌薬が集中・混在した環境にあります．病原菌は突然変異しやすく，弱った患者を攻撃対象として狙います．**院内感染**は免疫力の弱い患者を多剤耐性菌が襲う院内パンデミックといえます．危険な多剤耐性菌が見つかった場合，直ちに隔離などの対応をとることが最も重要です．

3・6・3 国民病としての癌（悪性新生物）

a. 国民病とは 癌（悪性新生物）は現代の国民病といわれる重要な疾患です．国民の多数に蔓延（まんえん）し，体力・気力を消耗させ，生産活動を減退させるなど，社会全体に悪影響を及ぼすような病気を**国民病**といいます．結核は戦前の1935年から1950年まで死因の第1位であった国民病です．

また，明治時代の戦時下にあっては，脚気（かっけ）も無視できない国民病でした．これは明治維新前からの国民病（栄養病）とする意見もあります．主食が白米になったことによる脚気の蔓延，その撲滅にはビタミン B_1 発見の歴史物語がありました．また，死亡率こそ低いのですが，性病，寄生虫病，近視なども戦時下の国民病とされたものです．上下水道をはじめとする生活環境整備の遅れは，第二次世界大戦後においても赤痢（せきり），腸チフスなどの消化器系伝染病の流行をもたらし，先進国としては恥ずべき国民病とされていました．これらは，病原体（微生物）による代表的な感染症です．

表3・1 おもな死因別死亡者数 [a]

死因	死亡者数〔万人〕	
	2007年	2010年
悪性新生物（癌）	33.6	35.3
心疾患	17.5	18.9
脳血管疾患	12.6	12.3
肺炎	11.0	11.8
老衰	3.0	4.5
不慮の事故	3.7	4.0
自殺	3.0	2.9
腎不全	2.1	2.3
COPD（慢性閉塞性肺疾患）	1.4	1.6
肝疾患	1.6	1.6
総死亡者数	110.8	119.7

a) 厚生労働省大臣官房統計情報部，"人口動態統計"，2007年，2010年のデータをもとに作成．

やがて，化学療法の進歩により，これらの伝染病は急激に姿を消しました．結核に対する特効薬ストレプトマイシンが見いだされたのは1943年でした．ペニシリンも感染症の撲滅に劇的に役立ちました．かくして感染症は歴史の表舞台から降りました．そして，1951年からは死因のトップ3を脳血管疾患，

癌，ついで心疾患が占めるようになり，これら生活習慣病が新国民病として死亡率の上位を占めています（表3・1）．脳・心臓の血管障害を合併する糖尿病も国民病とよばれます．一方癌は，増加を続ける肺癌を中心に1981年から死因の第1位となり，その主原因とされる喫煙の流行こそが，国民病だとする意見もあります．

b. 癌（悪性新生物）とは　癌は加齢と生活習慣により発症リスクの高まる生活習慣病ですので，高齢化が進むことにより，その患者数は今後とも増加していくと推測されます．その一方で，初期治療の終わった癌経験者が社会で活躍しているという状況もあります．癌がもっていた死の病のイメージは消えつつあるともいえます．

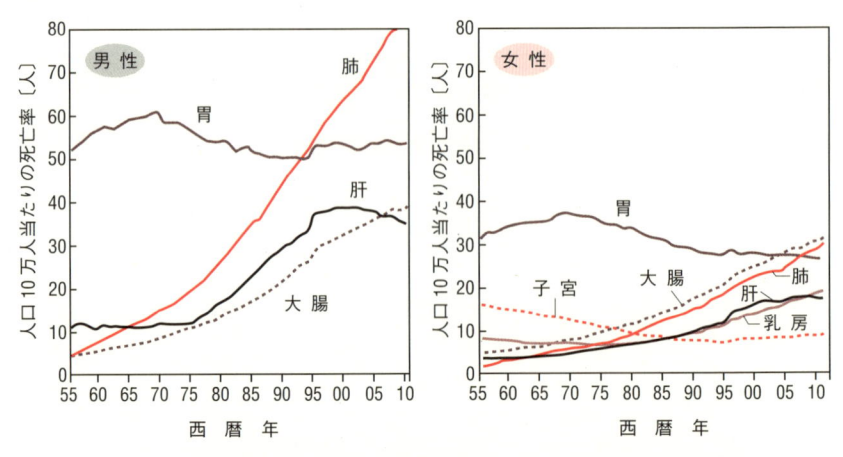

図3・2　悪性新生物のおもな部位別死亡率（人口10万対）の年次推移
（厚生労働省，"平成22年人口動態統計月報年計（概数）の概況"より）

現在では国民全体が，癌を身近なものとしてとらえ，正確な知識を身につけ，助け合う社会の構築が望まれています．いわば，癌と対話する時代になったと思います．癌の種類は多く，発生する部位（臓器）によって分類（命名）されています．癌の部位（臓器）別死亡率（図3・2）によれば，胃癌および子宮癌については，最近では死亡率および患者数（罹患率）が横ばいです．一方，食生活の欧米化などにより，肺癌，大腸癌，乳癌および前立腺癌については増加傾向にあります．つまり，癌の種類によりその発症傾向に違いがみられ

ることに注意したいのです．

　c. 代表的な癌の病態と治療　ここでは，肺癌と消化管の癌について，簡単に紹介をします．

● **肺 癌**（第7章参照）

　肺癌は死亡率において顕著に増加傾向にある，注意すべき癌です．他の肺（呼吸器）疾患である COPD（慢性閉塞性肺疾患）や肺炎を合わせると，日本においては呼吸器疾患の患者数が飛び抜けて多いという現状が浮かび上がります．臨床的には肺癌全体を小細胞癌と非小細胞癌の二つに分けて対応を考えます．肺癌のほぼ 80 ％が非小細胞癌であるといわれています（非小細胞癌はさらに3種の癌に細分類されています）．

　肺癌の原因は複雑ですが，おおざっぱに汚れた空気ということになります．車社会，炭素社会のつけでしょうか．なかでも，**喫煙**の影響が最大の原因です．しかし，タバコを吸わない人もバタバタ癌に倒れるという状況は，肺癌の原因を一義的には決められないことを物語っています．肺は表面積が大きく，持続的な化学刺激に敏感です．したがって，職業的な曝露が原因になる場合も知られています（アスベストによる肺気腫）．現代では化学刺激がいくつも重なった複合的な汚染によって肺の癌が増加していると考えるのがよさそうです．

● **消化管の癌**（第6章参照）

　消化器系の癌として重要なものが胃癌と食道癌です．これらは，過去において日本人に最も多い癌でした．また最近，増加傾向にあるのが大腸癌です．女性の場合には胃癌，大腸癌が多いことに注目しておきましょう．

　消化器系の癌は食生活と飲酒（アルコール）の影響を受けます．胃癌は中国，日本，韓国などアジアや南米に多く，北米をはじめ他の諸国ではそれほどではありません．これは米食（コメの食事）と関係しているようでもあり，あるいは，塩分の多い食事がその原因とも疑われました．かつて日本では男女とも胃癌による死亡率が第1位でしたが，ここのところ死亡者数は横ばいか，年々減少しています（図3・2参照）．これは，癌検診による早期発見の効果が大きいと思われます．

もう一つ重要な出来事は，1982年の胃からのヘリコバクター・ピロリの発見です（のちにノーベル生理学医学賞授賞）．このピロリ菌の発見によって，胃に潜在する病原菌が示され，胃潰瘍，胃癌と病原菌の関係が疑われました．いまでは，ピロリ菌の診断法，除菌法も確立されています．敵（原因）が見えると，病気に対する治療や予防が格段に進歩します．

　胃癌，食道癌，大腸癌については，第6章で詳しく解説します．

3・7　知っておきたい医学的検査（臨床検査）の基礎

　ここでは§1・3で述べた臨床検査の説明をもう一度繰返しておきます．臨床検査の目的は，病気の診断と治療方針を決める手がかりを得ることです．したがってその基本は，目的に応じた検査方法を選択して，正しい効果的な検査をすることです．臨床検査は大きくつぎの三つに分けられます．

1) 病原体を探す検査（感染症への対応）
2) 癌細胞を探す検査（癌への対応）
3) 各器官の状態を調べる検査（体の異常箇所への対応）

　3)はさらに，①生理学的検査，②血液学的検査，③生化学的検査，などに分けられます．もう一度§1・3を読み直しておきましょう（表1・2参照）．

4 循環器・血液系の病気

　第4章〜第11章では，病気の種類を大きく8種類に分けて具体的に解説します．この章では，体全体をめぐる血液と心臓に関連した病気（循環器の病気）をやさしく解説します．これらの病気の大まかなイメージをつかんで下さい．

　第2章で血液とそのポンプである心臓について知りました．ここではその通り道である血管の性質について学びましょう．大事なことは，ポンプ（心臓）とそれをつなげるホース（血管）はさまざまな状況下で，柔軟に働いているということです．血圧はホースにかかる圧力で，健康状態を示す身近なバロメーターの一つです．

高血圧
Hypertension

基礎知識　**血圧**とは，血液が動脈の血管壁を内側から外側へ向かって押す力のことです．血圧は，**心拍出量**（1分間に拍出される血液量）と**末梢血管抵抗**（血管の太さに関係する）の二つで決まります．さらに，心拍出量は**心拍数**と**血液量**（1回拍出量）で決まります．これを式で表すとつぎのようになります．

● **血圧を考える式**

　血圧は，"心拍数"，"血液量"，"末梢血管抵抗"の三つの要因で決まります（次ページの式）．

　つまり，心臓がドキドキ（① 心拍数の増加）したり，また腎臓の機能が悪

血圧 ＝ 心拍出量 × ③ 末梢血管抵抗
　　　　　├── ① 心拍数
　　　　　└── ② 血液量
　　　　　　　（1回拍出量）

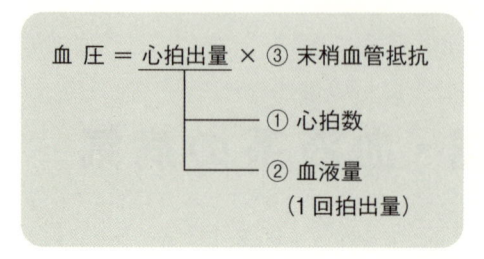

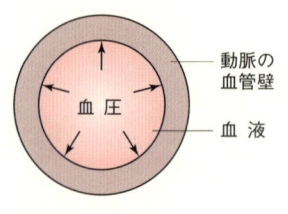

血圧は血液が血管壁を押す力

くなって水分がうまく処理できなくなれば体内の血液量が増えて（② 血液量の増加），血圧が高くなります．一方で末梢血管が細くなる（末梢血管抵抗上昇という．③ の上昇）と血圧が上がることになります．だから血圧の高い人と会ったときは，この三つの要因（心拍数，血液量，末梢血管抵抗）のどの影響で血圧が高くなったのだろうかと考える癖をつけるとよいと思います．下の"看護目線"に示したような着眼点をもって高血圧と接しましょう．

● 高血圧の定義

高血圧には定義があります．心臓の心室が収縮して血液が拍出されるとき血

> **看護目線　血圧を診る着眼点**
>
> 血圧を診る着眼点は，つぎの三つです．
>
> 1) **心拍数**：血圧が高ければ，まず脈拍をみます．脈拍数が多ければ，心拍数の増加が心拍出量を増やし血圧を上昇させたことがわかります．
> 2) **血液量**：脈拍が正常であれば，つぎに血液量が増えていることが考えられます．血液量の増減については体重が参考になります．短期間で体重が増えたときは，脂肪がついて太ったと考えるよりも，水分でむくんだと考えた方がよいでしょう．
> 3) **末梢血管抵抗**：心拍数も体重も増えていないのであれば，末梢血管抵抗が高くなったということになります．つまり血管が収縮して血圧が上昇したということになるわけです．
>
> このように，1) → 2) → 3) の順にチェックしていくとよいでしょう．

圧は最も高くなりますが（**収縮期血圧**），このときの血圧が 140 mmHg 以上だと高血圧です．また，心室が拡張するとき血圧は最も低くなりますが（**拡張期血圧**），このときの血圧が 90 mmHg 以上だと高血圧です．つまり，少なくともこのどちらか一方の条件を満たせば高血圧となります（図 4・1）．

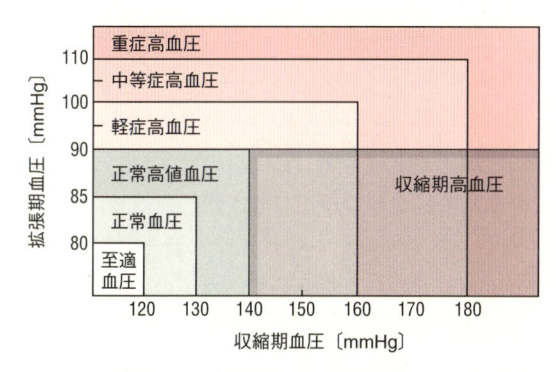

図 4・1 血圧の分類 収縮期血圧 140 mmHg 以上，拡張期血圧 90 mmHg 以上のどちらか一方を満たせば高血圧となる．

> ポイント
> ● 高血圧の定義：収縮期血圧 140 mmHg 以上
>   　　　　　　 または 拡張期血圧 90 mmHg 以上
> ・収縮期血圧，拡張期血圧のどちらか一方が基準値以上
>   になれば高血圧

原因　高血圧のなかではっきり原因がわかっているもの（**二次性高血圧**）は全体の 10 % ほどしかありません．その多くが血圧を上げるホルモンの過剰分泌や腎障害によるものです．大部分が原因が明らかでない高血圧（**本態性高血圧**）で，それは生活習慣に基づくと考えられています（図 4・2）．

高血圧の原因を考えるときに重要なことは，原因となるものが血圧の式（前述）の ① 心拍数，② 血液量，③ 末梢血管抵抗，のどこに影響を及ぼしているのかを考えることです．

● 高塩分食

塩分の多い食事をとると塩分が血液中に入り，**浸透圧**の高い血液になります．濃い血液になるということです．体は常にバランスをとろうとして〔**恒常**

性（ホメオスタシス）という］，この濃くなった血液を薄めようとする働きがあります．

［濃くなった血液を薄める仕組み］
1) 濃い（浸透圧が高くなった）血液が脳の一部である**視床下部**を刺激して**バソプレシン**（バソプレッシン）を産生させます．
2) バソプレシンは視床下部の下に位置する**脳下垂体後葉**から血中に分泌して，腎臓の集合管に働きかけて水の再吸収を促します．再吸収された水は血液を薄めて浸透圧を下げます．

水が再吸収されるために血液は薄まりますが，血液量は多くなるので血圧は高くなります．また，バソプレシンには直接血管を収縮させる働きもあります．つまり，塩分はバソプレシンを介して，血圧の式の②と③に影響を及ぼし，血圧を上昇させることになるわけです．塩分が多い食習慣が改善しなければ，上記の状態が一次的なものではなく継続します．

(a)
高血圧 ─┬─ 原因不明のもの ─── 本態性高血圧
        │   （生活習慣に由来するもの
        │   　が多いと考えられている）
        └─ 原因が明らかなもの ─ 二次性高血圧
                             （血圧を上げるホルモンの
                             　過剰な分泌，腎障害など）

(b)
本態性高血圧の原因と考えられるもの：高塩分食，喫煙，高脂肪食，ストレス，加齢

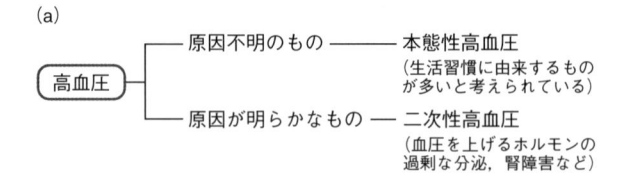

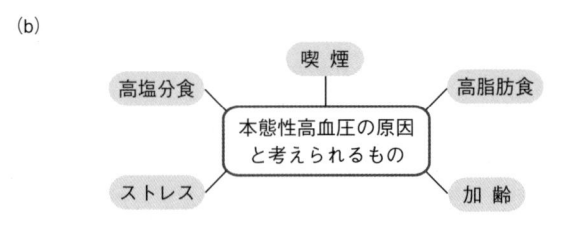

図 4・2　高血圧の分類 (a) と原因 (b)

● 喫　煙

喫煙も血圧を上げる要因として有名です．喫煙は血管を収縮させる要因になります．つまり，血圧の式の③に働きかけることがわかります．また，喫煙は**動脈硬化**のリスクファクターとしても知られていて，タバコに含まれる物質（ニコチンやタールなど）が血管壁を傷つけ動脈硬化を進展させると考えられ

ています．動脈硬化は長期にわたる高脂肪食（いわゆる脂っこい食事）でも起こってきます（第10章 脂質異常症の項参照）．動脈硬化になると血管の内腔が狭くなり，血圧が高くなります．血圧が高くなると動脈硬化が進展しやすくなり（高血圧のために血管壁が傷つき，コレステロールが血管壁に入り込みやすくなります），悪循環に陥ってしまうのです．

● **ストレス**

血圧を上げる要因として重要なものが**ストレス**です．現代社会はストレス社会といわれています．ストレスを感じたときには，自律神経の**交感神経**が興奮してきます．つまり血圧が上がります．これが一時的なもので終わればまだよいのですが，そうでない場合も多くあります．

さて，ストレスは血圧の式のどこに影響を及ぼしているのでしょうか．交感神経の興奮により心臓はドキドキして，末梢血管は収縮します．つまり，①と③ということになります．これは交感神経の末端から分泌される**ノルアドレナリン**の影響です．

● **加 齢**

加齢により血圧が上昇する傾向がありますが，これは年をとると多かれ少なかれ進行する**動脈硬化**によるものです．血圧の式では③が影響を受けるということになります．また，加齢による血管壁の弾力性の低下も血圧を上げる要因の一つです．

> 〈ポイント〉
> ● 高血圧の分類
>   ・本態性高血圧：原因は不明
>   ・二次性高血圧：血圧上昇ホルモン過剰，腎障害による
> ● 原因：高塩分食，高脂肪食，喫煙，ストレス，加齢
> ● 血圧を考える式で生活習慣をまとめてみよう
>   血圧 ＝ 心拍出量 × ③末梢血管抵抗
>   　　　　　　　　　　↑ 喫煙，高脂肪食，
>   　　　　　　　　　　　高塩分食，ストレス，加齢
>   ├─ ①心拍数 ← ストレス
>   └─ ②血液量 ← 高塩分食

治療の意味 血圧が上がるにはそれなりの理由があるのです．それでもなお血圧を下げた方がよいという理由は，高血圧によってひき起こされる合併症の存在にあります．最もよくある合併症は血栓症と脳出血です．高血圧を放置しておくのと治療するのとでは，治療した方が長生きできますよ，ということです．

ポイント 動脈硬化 ➡ 高血圧 ➡ 血栓症や脳出血

● **動脈硬化と血栓**

　動脈硬化が進むと血圧が上昇することは前に述べましたが，血圧が高くなるとその血液が動脈硬化のところで渦を巻き，血管が傷つくことがあります（図4・3）．そうなると血管壁のコラーゲンがむき出しになり，そこに**血小板**が集まってきます（これを血小板凝集といい，**一次止血**とよんでいます）．つぎに血液凝固が起こり**フィブリン**ができます（これが**二次止血**です）．これで**血栓**が完成することになります．血小板で応急処置，フィブリンで完成，そのようなイメージで考えておけばよいでしょう．

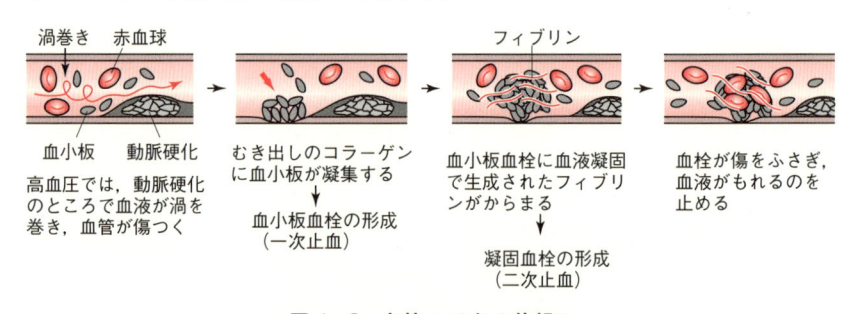

高血圧では，動脈硬化のところで血液が渦を巻き，血管が傷つく → **むき出しのコラーゲンに血小板が凝集する　血小板血栓の形成（一次止血）** → **血小板血栓に血液凝固で生成されたフィブリンがからまる　凝固血栓の形成（二次止血）** → **血栓が傷をふさぎ，血液がもれるのを止める**

図4・3　血栓のできる仕組み

　血栓は通常であれば線溶系（フィブリンをプラスミンで溶かすこと）が働いて少しずつ溶けて，溶け終わったころに傷口も完治しているのですが，血圧が高いと血栓は溶け切る前に血管壁から剝がれ，しかも動脈硬化があれば血管の内腔が狭いところに詰まってしまいます．血栓が血管に詰まるとその先に血液が流れなくなります．これが最も困る問題です．血液が流れなくなった組織は**壊死**に陥ってしまうからです．これが脳で起これば**脳梗塞**，心臓で起これば**心**

筋梗塞になります．脳細胞が壊死を起こせばその部分の脳の働きは低下します．心臓で起これば心筋が壊死を起こし，心臓の機能は低下します．どちらも命を落としかねない疾患です．高血圧をそのままにしておいた場合と治療した場合とでは，治療した方が長生きできるということが疫学調査でわかっています．

> **ポイント**
> - 血栓形成の仕組み
>   高血圧＋動脈硬化 ➡ 血管の傷害 ➡ 血小板凝集（一次止血）
>   ➡ 血液凝固（二次止血）➡ 血栓形成
> - 血栓が血管に詰まる ➡ 脳梗塞，心筋梗塞

症状 はじめのうちは特に際立った症状はありません．しだいに，頭痛，頭重感，肩こりを感じるようになる人もいます．

診断 収縮期血圧 140 mmHg 以上 または 拡張期血圧 90 mmHg 以上．

治療指針 1) 生活習慣の改善：食生活，ストレスなど．2) 薬物治療

狭心症
Angina pectoris

基礎知識 **虚血性心疾患**という総称でよばれているものに，**狭心症**と**心筋梗塞**があります．ともに心臓の筋肉（心筋）が酸素不足に陥って起こる病気です．酸素は血液中に流れる赤血球が運んでいるので，血液不足はそのまま酸素不足と言い換えることができます．その点で狭心症と心筋梗塞は共通しています．しかし，心筋梗塞は心筋に運ばれる血液が完全に流れなくなって酸素不足になるため心筋細胞が死んでしまいます（**壊死**）が，狭心症では血液は足りなくなりますが壊死までには至っていないという点で決定的に異なります．

> **ポイント**
> 虚血性心疾患：心筋への血液（酸素）供給不足が起こり心機能不全に陥った病態

● 虚血性心疾患のイメージをつかもう！（図4・4）

虚血性心疾患ではすべてこの関係が成り立ちます．

$$\text{酸素消費（需要）量} > \text{酸素供給量}$$

発作時には激しい胸痛あり！ ➡ 心臓における血液（酸素）不足による

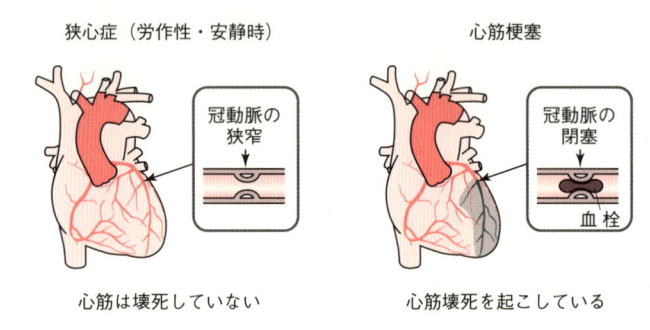

狭心症（労作性・安静時）　　　　　　心筋梗塞

冠動脈の狭窄　　　　　　　　　冠動脈の閉塞／血栓

心筋は壊死していない　　　　　心筋壊死を起こしている

図4・4　虚血性心疾患のイメージ

ここでは，まず狭心症を中心に学習していきましょう．

● 狭 心 症

原因　冠状動脈の硬化による狭窄，あるいは攣縮(れんしゅく)による血液量低下．一過性・可逆的に心筋虚血をきたします．

心臓の筋肉に運ばれる酸素（血中を流れる赤血球が運んでくれるのでしたね）は通常，安静時には図4・5（a）のように，**酸素消費量**（酸素が使われる量）と**酸素供給量**（酸素が届けられる量）が釣り合っています．

運動時（図4・5 b）には心臓が激しく鼓動するようになり，心臓の筋肉は多くの酸素を必要とします．筋肉を動かすのには**ATP**（§2・4参照）が必要であり，ATPは酸素がグルコース（ブドウ糖）を燃焼することによってつくり出されます．運動時の心筋は多くの酸素を消費することになり，このとき，これに見合う酸素が供給されるのが正常な状態です．つまり，心筋に血液を届ける冠状動脈が拡張して消費に見合う酸素が血液によって運び込まれることになるのです．

冠状動脈の内腔が動脈硬化で狭くなり，消費量に見合う分の供給量がまかな

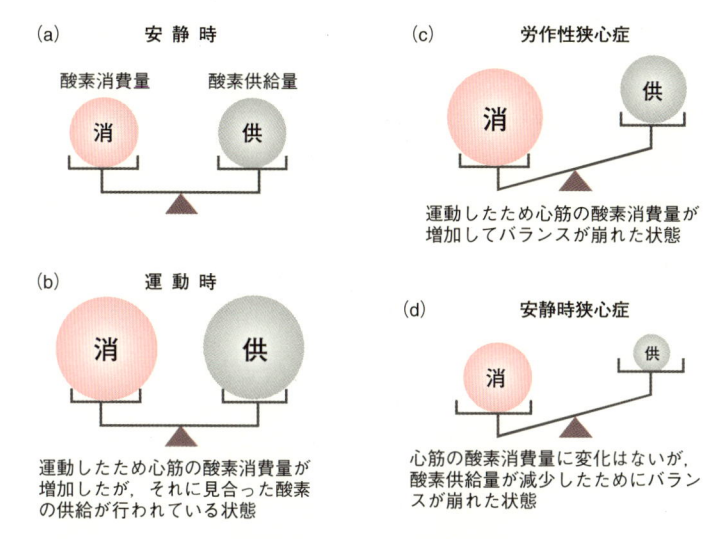

図 4・5 心筋における酸素の消費量と供給量の変化 (a) 安静時．(b) 運動時．(c) 労作性狭心症発症時．(d) 安静時狭心症発症時．

えなくなることがあります．特に体を動かしたときや，ストレス，排便，過食，入浴など，心臓の動きが激しくなり，心筋の酸素消費量が増えたときにバランスが崩れる状態を**労作性狭心症**といい，虚血性心疾患の一つです（図4・5c）．このとき激しい胸痛に見舞われます（図4・6）．人によっては，"熱い鉄の棒を胸に突き入れられた感じ"などと表現します．虚血性というのは血液が不足していること，つまり酸素不足であることを指しています．ただ，最近では痛みを感じにくい高齢者や糖尿病*の患者が増え，そのために自分の危険に気がつかない人が増えています．

つぎに，もう一つの狭心症の形を見ていきましょう．それは運動をしていないにもかかわらず発症する狭心症です．睡眠中の特に明け方に発症することが多いのが特徴です．安静にしているときに発症することから**安静時狭心症**（図4・5d）とよばれています．

さて，なぜ安静にしているにもかかわらず狭心症になるのでしょうか．心臓が激しく動いているわけではないのですから，心筋における酸素の消費量が増え

---

* 糖尿病が進行すると，神経が障害され痛みを感じにくくなるなどの症状が現れてくる．

てバランスがとれなくなったわけではありません．これは冠状動脈が明け方，**攣縮**（けいれん）といって痙攣を起こすことがあるからなのです．冠状動脈は気管支同様，睡眠中に収縮する傾向を示します．冠状動脈や気管支は人が活動しているときに働く**交感神経**から分泌する**ノルアドレナリン**で弛緩し，休息中や睡眠中に働く**副交感神経**から分泌する**アセチルコリン**で収縮する性質があるからです．

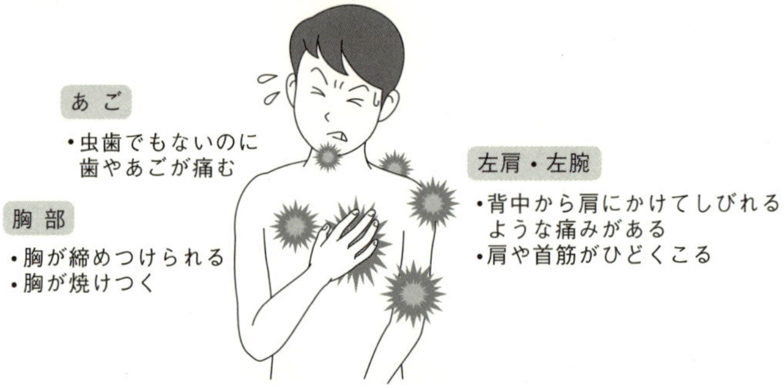

あご
・虫歯でもないのに歯やあごが痛む

胸部
・胸が締めつけられる
・胸が焼けつく

左肩・左腕
・背中から肩にかけてしびれるような痛みがある
・肩や首筋がひどくこる

図4・6　心臓病の痛みのサインの例　痛みは胸ばかりとは限らない．灰色で示した部位に放散痛がみられることがある．

朝方は交感神経の働きが低下し，副交感神経の働きが高まっています．つまり冠状動脈や気管支は，明け方は収縮しやすい状況にあります．気管支喘息（気管筋の収縮を主体とした呼吸障害，第7章参照）の発作も明け方に起こりやすい傾向があるのはそのためなのです．

> ポイント
> ● 狭心症の原因
> ・労作性狭心症：運動により心筋の酸素消費量が増加
> ・安静時狭心症：安静時のアセチルコリンの分泌による心筋の攣縮

分類

1) 発作の誘因による分類
   ① 労作性狭心症：労作時発症（運動，過食，ストレス，排便時など）
   ② 安静時狭心症：安静時発症（明け方の冠状動脈攣縮による）
2) 発作時の心電図による分類（次ページの図参照）
   ① ST低下型，② ST上昇型

狭　心　症　　　　　　　　　　87

危険因子　　肥満・糖尿病・脂質異常症・喫煙・ストレス　など．

症状　　突然発症する激しい**胸痛**，胸の絞扼感（こうやくかん）・圧迫感．狭心症の発作時は，個人差はありますが胸痛を伴います．"胸が締めつけられるようだ（絞扼感）"と表現する人もいます．

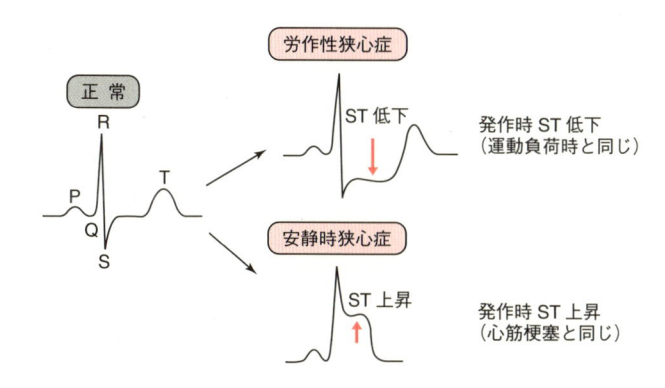

正常 ― 労作性狭心症：ST低下　発作時 ST 低下（運動負荷時と同じ）
正常 ― 安静時狭心症：ST上昇　発作時 ST 上昇（心筋梗塞と同じ）

診断

1) 心電図：心臓の様子を診るものに**心電図**があります．心臓が異常をきたしたときに，その心電図が変化することにより読み取れる疾患があります．狭心症もその一つです．
　　上図に示すように，労作性狭心症では ST が低下し，安静時狭心症では ST が上昇します．
2) 冠動脈造影

治療指針　　狭心症の発作時には，血管を拡張させることによって症状を改善させることができます．つまり，酸素の供給量を増やせばよいわけです．狭心症の治療とはバランスのとれなくなった天秤のバランスをとるようにしていくことにほかなりません．そのときに使用される薬が血管を拡張させる**ニトログリセリン**です．

ポイント　　狭心症の治療：血管拡張薬（ニトログリセリン）

心筋梗塞
Myocardial infarction

基礎知識 　**心筋梗塞**は**虚血性心疾患**の一つですが，**心筋が壊死**している点で狭心症とは決定的に異なります（図4・4参照）．壊死した心筋は再び動くことはないので心臓の機能は確実に低下します．

原因 　原因は酸素と栄養を届ける血管である**冠状動脈**が血栓で詰まることによります（図4・3参照）．血栓ができる背景には**動脈硬化**と**高血圧**があります．通常であれば線溶系が働いて血栓は溶けていくのですが，高血圧を併発していると溶解する前に血栓が血管壁から剥がれて血流にのって流れて，内腔の狭くなった所で詰まってしまいます．このようにして，詰まった血管の先には血液が届かなくなるため，虚血に陥り心筋が壊死を起こすことになるのです．

> ●心筋梗塞の原因
> 　　冠状動脈の閉塞（血栓または冠攣縮）により虚血が持続
> 　　　　➡ 血流域の心筋が壊死に陥った病態

症状 　心筋梗塞は完全に血栓が詰まってしまうので，狭心症とは異なり，痛みは30分以上持続します．心筋梗塞の場合，血流が完全に途絶しているので痛みはなくなりません．心筋が壊死するので心臓の働きが低下して心不全（心機能が低下することを心不全という．次の項参照）になることもあります．また，心臓から血液を送り出す力が弱くなるので，血圧が低下してショック状態に陥る（**心原性ショック**という）こともあります．

> 心筋梗塞の症状：激しい胸痛，胸部圧迫感・絞扼感
> 　　➡ 痛みは30分以上持続
> 　　　（死への恐怖が伴うこともあり）
> 合併症*：急性心不全，心原性ショック，不整脈（三大合併症），まれに心破裂
> 　　➡ いずれも死亡の原因となる

---

* 同時に起こる他の症状のこと．

心筋梗塞

診断　心筋梗塞発作から 2〜3 時間経過すると，心電図の ST の波形が上昇して，下図のようになります．

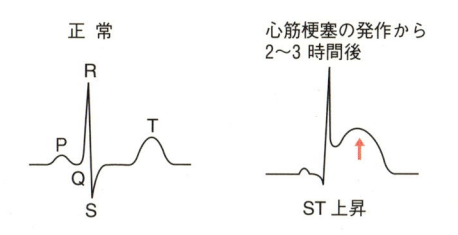

正常

心筋梗塞の発作から 2〜3 時間後

ST 上昇

> **★ポイント**　心筋梗塞は心電図に特徴ある波形が認められる

検査　心筋梗塞の場合，心筋が壊死することにより本来心筋細胞の中にあった酵素が血中に出てきます（図 4・7）．これらを **逸脱酵素** といい，具体的には，**CK（クレアチンキナーゼ）**，**AST（GOT）**[*1]，**LDH**[*2] などの酵素がこの順番で血中に出てきます．これらの検査データが上昇したという

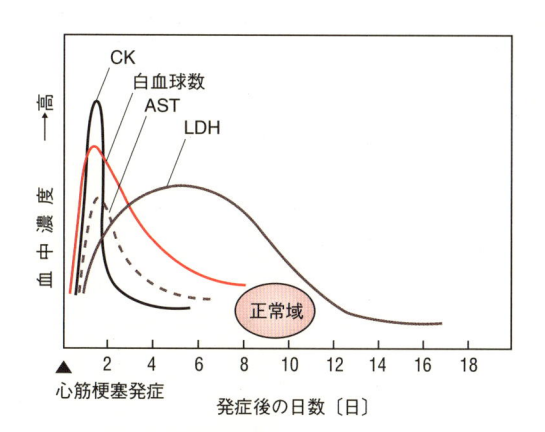

図 4・7　心筋梗塞発症後における心筋逸脱酵素の血中濃度の経時変化

[*1]　AST: アスパラギン酸アミノトランスフェラーゼ．GOT（グルタミン酸オキサロ酢酸アミノトランスフェラーゼ）ともいう．
[*2]　LDH: 乳酸デヒドロゲナーゼ．

ことは心筋細胞が破壊されたことを意味しています*．

> **ポイント** 心筋梗塞時の逸脱酵素は CK ➡ AST ➡ LDH の順で血中に出てくる

治療指針 狭心症で使用したニトログリセリンは無効です．心筋梗塞では詰まった血栓を溶かさなければならないのです．血栓を溶かす薬（**血栓溶解薬**）である **t-PA**（組織プラスミノーゲンアクチベーター）や**ウロキナーゼ**という薬を使用します．

退院後は血液が固まらないように**抗凝血薬**が投与されます．このなかによく使われている**ワルファリン**という薬があります．ワルファリンはビタミンKの多い食物を食べると効果が減弱してしまうので，服用時はビタミ

看護目線　心筋梗塞患者に対するケア

心筋梗塞の患者さんの看護では，つぎの事柄に留意しましょう．
1) 胸痛の軽減
2) 不安の軽減
3) 安静維持
4) 急性心不全・心原性ショック・不整脈（三大合併症）の早期発見・治療
5) 抗凝血薬服用時の注意事項：心筋梗塞患者は血栓形成予防のため抗凝血薬（ワルファリン）を服用している人が多い．
　　① ビタミンKはワルファリンの働きを妨害する．
　　② ビタミンKの多い食物である納豆，ブロッコリー，クロレラと併用しない．
6) 抗凝血薬を服用している人は，抜歯や手術などのときは必ず医療スタッフにそのことを伝えるよう指導する．

---

* これらの酵素は，肝臓など他の臓器細胞にも含まれるので，他の疾患で上昇することもある．

ンKの多い納豆などの食物を食べてはいけません（前ページの看護目線参照）．

> **ポイント**
> ● 心筋梗塞の治療：薬物療法
>   ・血栓溶解薬：t-PA，ウロキナーゼ
>   ・抗凝血薬：ワルファリン（服用時はビタミンKを多く含む食品などを摂取しない）

心不全
Heart failure

基礎知識　**心不全**とは簡単にいえば心臓の働きが低下した状態を指します．具体的には，心筋梗塞になれば心不全になります．心筋梗塞で心筋が壊死するので，程度の差こそあれ心機能は低下します．このように"何らかの事情"で心臓の働きが低下した状態を心不全といいます．

原因　心臓に負担がかかるものは心不全の原因となります．
1) **高血圧**：高い血圧を維持するために心臓に負担がかかります．
2) **貧血**：少ない酸素を体全体に届けるために心拍数が増加します．これが心臓の負担になります．
3) **弁膜症**：心臓には四つの弁があります．その弁のいずれかが正常でないと，正常な血液の流れが阻害（たとえば逆流する）され，心臓の負担を招きます．

また心臓には次ページの図のように四つの部屋があります．上の部屋を**心房**，下の部屋を**心室**とよびます．心室から血液が拍出されますが，右心室からは肺へ，左心室からは全身へと出ていきます．高血圧や心筋梗塞などが原因で心不全を起こすと血液を拍出する心室の働きが低下します．左心室の働きが低下した場合（左心不全）と右心室の働きが低下した場合（右心不全）がありますが，それぞれが特有の症状を示します．

4. 循環器・血液系の病気

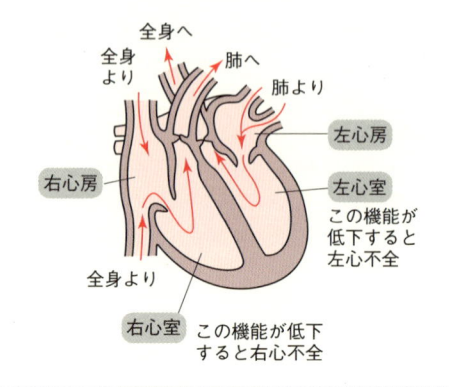

全身より　全身へ　肺へ
　　　　　　　　　肺より
　　　　　　　　　　　左心房
右心房
　　　　　　　　　　　左心室
　　　　　　　　　　この機能が
　　　　　　　　　　低下すると
　　　　　　　　　　左心不全
全身より
右心室　この機能が低下
　　　すると右心不全

ポイント
- 心不全とは，心臓のポンプ機能が低下して，全身の組織や臓器に血液が十分に行き渡らなくなった状態
  原因：心臓に負担をかけるもの，心臓の機能が悪くなるもの
  （例）高血圧，心筋梗塞，弁膜症など．

症状

1）左心室の働きが低下した場合（**左心不全**，図4・8）

　左心室の機能が低下すると全身へ十分な血液が送れなくなるので，体は酸素不足になり，疲れやすくなったり息切れを起こしたりします．腎臓に流れ込む血液の量も少なくなるので**尿量も減少**します．また，左心室から血液

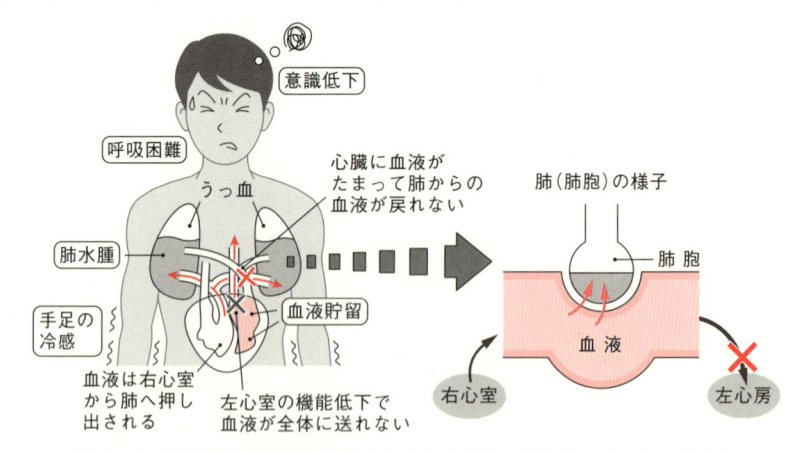

意識低下
呼吸困難
うっ血　　心臓に血液がたまって肺からの血液が戻れない
肺水腫　　　　　　　　　　　　肺（肺胞）の様子
　　　　　　　　　　　　　　　　　　肺胞
手足の　　　血液貯留
冷感　　　　　　　　　　　　　　血液
血液は右心室　　　　　　　　右心室　　　　左心房
から肺へ押し
出される　左心室の機能低下で
　　　　　血液が全体に送れない

図4・8　左心不全の症状　血液は右心室から肺に送られてくるが，肺から左心房に戻れない．血管外へ血漿成分が漏れ出して肺胞に侵入，肺の中に水分が入ってしまうので，おぼれたのと同じ状態，つまり呼吸困難になる．

が拍出されにくくなるので左心室に血液がたまり，結果として血液が肺から戻りにくくなります．そうなると，肺の血管の中を流れる血液は心臓に戻れなくなり，血漿が血管外にあふれるようになります．そしてその血漿は肺胞に侵入します（これを**肺水腫**といいます）．肺胞に液体が侵入したということは，おぼれたのと同じことになり**呼吸困難**に陥ります．

2) 右心室の働きが低下した場合（**右心不全**，図4・9）

右心室の機能が低下すると，右心室から肺へ血液が拍出できなくなります．その結果，右心室に血液がたまったままになってしまうのです．そのため，右心房の血液が右心室に移動できなくなって右心房に血液が貯留してしまい，ついには静脈の血液が右心房に戻れなくなります．静脈の血管は血液でぱんぱんになり，血管外に血漿があふれ出てくるようになります．結果として**浮腫***や**腹水**の原因となります．また，肝臓に血液が過剰にたまって，うっ血とよばれる状態を起こして腫大します．

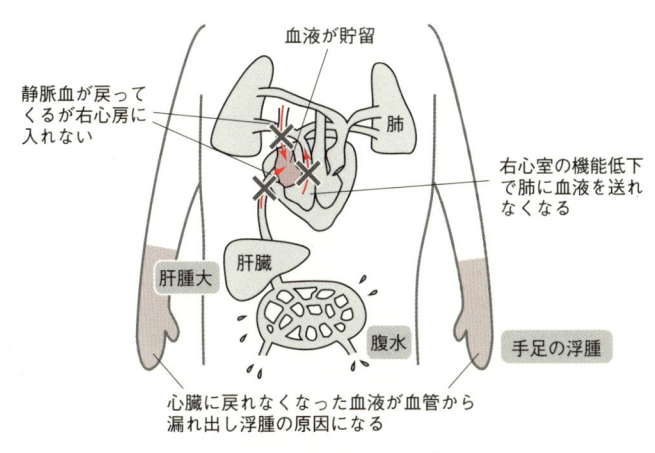

図4・9 右心不全の症状

> ●心不全の症状
> ・左心不全：尿量減少，肺水腫，呼吸困難
> ・右心不全：腹水，肝腫大，手足の浮腫，頸静脈怒張

---

*　むくみのこと．間質液が増えた状態．

> **診 断** 聴診，胸部 X 線，血液検査（心不全時に心臓から分泌される利尿ペプチドを測定します．）

> **治療指針**
> 1) 安静，水分・塩分制限，酸素吸入
> 2) 薬物治療：ジギタリス，利尿薬，アンギオテンシン変換酵素阻害薬など．

不整脈（ふせいみゃく）
Arrhythmia

> **基礎知識** はじめに，心臓の刺激伝導系の働きを理解しましょう．

心臓は右心房にある**洞房結節**（洞結節ともいう，図 4・10）から生じる興奮により拍動が起こります．拍動のリズム（ペース）を決定するのでペースメーカーともよばれます．心房から**房室結節**に電流が流れることによって興奮が伝わり，この間に心房が収縮します．さらに興奮は，その下の心室にある**ヒス束，脚**，そして**プルキンエ線維**に伝わっていきます．そのときは心室が収縮することになります．このように，心臓は上から下に向かって電流が流れながら収縮と弛緩を繰返す臓器です．

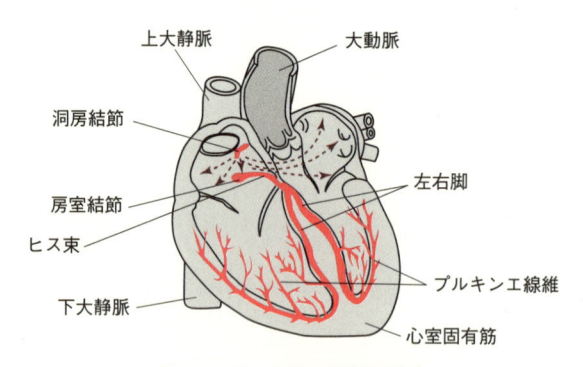

図 4・10 心臓の刺激伝導系

しかし，洞房結節の興奮がうまく起こらなかったり，起こり過ぎたり，リズムが規則的ではなかったり，また興奮がうまく伝わらなかったりすると正常な心臓のリズムではなくなります．それを**不整脈**といいます．

不整脈

分類 不整脈は**刺激の生成異常**と**刺激の伝導異常**に分けて考えると理解しやすくなります．そして起こり過ぎる場合（＋）と逆に起こらない場合（－）に分けると，ちょうど①〜④の四つのマスができます．表4・1を見て下さい．

表4・1 不整脈の分類

	＋	－
刺激の生成異常	洞房結節の自動能亢進 ・洞性頻脈　① 刺激伝導系以外からの興奮の発生 （期外収縮） ・心房性期外収縮 ・心室性期外収縮 ・心房細動・粗動 ・心室細動・粗動	洞房結節の自動能低下 ・洞不全症候群（洞性徐脈）　②
刺激の伝導異常	リエントリー WPW症候群　③	洞房ブロック 房室ブロック 脚ブロック　④

不整脈の代表的なものに，①に含まれる頻脈と期外収縮，②に含まれる徐脈があります．

1) **頻 脈**：正常時よりも洞房結節の刺激が**速く**起こり，頻脈になることがあります．速いだけでリズムは規則正しく刻んでいます．頻脈とは1分間に100回以上の脈拍をいいます．症状は，めまい，失神などです．

2) **徐 脈**：正常時よりも洞房結節の刺激が**遅く**起こり徐脈になることがあります．遅いだけでリズムは規則正しく刻んでいます．徐脈とは1分間に60回以下の脈拍をいいます．症状は，めまい，失神などです．

3) **期外収縮**：本来の洞房結節による興奮が起こる前に，洞房結節以外によるペースメーカーで興奮が起こるものです．心房で起こる期外収縮を**心房性期外収縮**（図4・11）といい，心室で起こる期外収縮を**心室性期外収縮**といいます．心室性期外収縮は心室性頻拍そして心室細動へと移行しやすく，命が危ぶまれることがあります．

期外収縮

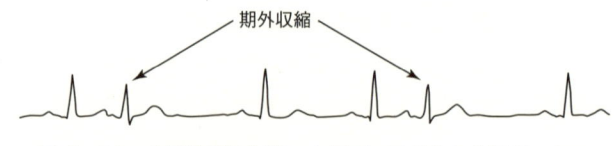

図4・11 心房性期外収縮の心電図 正常よりも早期に起こる心筋の異常興奮がある．

> **ポイント**
> ● 不整脈の分類
> ・頻　　脈：洞房結節の刺激が速い（1分間に100回以上）
> ・徐　　脈：洞房結節の刺激が遅い（1分間に60回以下）
> ・期外収縮：洞房結節以外で興奮が起こる

診 断　心電図で行います．

治療指針　以下のような薬物投与を行います．
1) 頻脈系：抗不整脈薬，カテーテルアブレーション（カテーテルで副伝導路を焼いて異常な伝導を断つ）
2) 徐脈系：アトロピン，イソプレナリン（心臓を強くして脈を速くする薬），ペースメーカー装着

鉄欠乏性貧血
Iron-deficiency anemia

基礎知識　貧血は体が酸素不足に陥っている状態です．酸素を運ぶのは**赤血球**です．赤血球の中に**ヘモグロビン**というタンパク質が詰まっているのですが，ヘモグロビンには鉄があり，その鉄に酸素が結合して体中に運ばれます．鉄が不足すれば酸素が結合するところがなくなってしまうのです．酸素が運ばれなくなれば体の細胞は酸素不足に陥ってしまいます．この状態が**鉄欠乏性貧血**です．鉄がなければヘモグロビンもなくなり赤血球は小粒になってしまいます．また，ヘモグロビンは酸素と結合すると赤色になるので，ヘモグロビンが少なくなると血液の色が薄くなってしまいます．したがっ

鉄欠乏性貧血

て，鉄欠乏性貧血のことを**小球性低色素性貧血**ともいいます．

> **ポイント**
> ● 鉄欠乏性貧血：鉄不足によるヘモグロビンの減少
>   ➡ 小球性低色素性貧血
>   酸素はヘモグロビンの鉄と結合して運ばれる

原因 鉄欠乏性貧血は鉄の入り（供給）と出（喪失）のバランスが崩れたことが原因で発症します（図4・12）．供給の少なくなる理由としては，偏食や菜食主義（ベジタリアン）などの食生活があげられます．胃酸には鉄を吸収しやすい形にする性質があるので，もともと胃酸の少ない人や，胃を手術で摘出した人では鉄不足になりやすくなります．

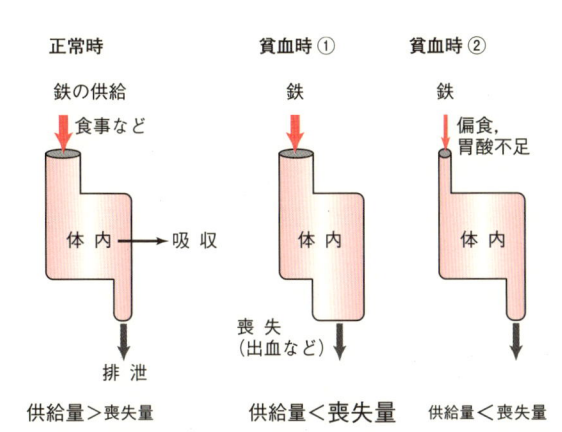

図4・12 体内における鉄分のバランス 貧血時①における鉄の供給量，貧血時②における鉄の喪失量はともに正常である．

喪失量が多くなる理由としては出血があります．消化管からの出血や女性生殖器からの出血などです．特に胃や十二指腸の上部消化管からの出血では，血液の混ざった便が排泄されるころには，色が赤から黒に変わっています．これを**黒色便**または**タール便**とよんでいます．

鉄欠乏性貧血自体はありふれた疾患ですが，上部消化管出血の原因が胃癌だったり女性生殖器出血の原因が子宮癌だったりと，その背後にとても重篤な疾患が隠されていることがあります．貧血だからといって放置せず，一度は受

診してしっかり検査してもらう必要があります．妊娠による鉄欠乏性貧血もあります．妊娠中は鉄が不足しがちになるのです．

> **ポイント** 鉄欠乏性貧血の原因：偏食，胃酸不足，出血などにより体内の鉄のバランスの乱れ

病態 酸素が全身の細胞に運ばれなくなるとエネルギー不足に陥ります．したがって疲れやすくなります．ほかに息切れや頻脈を起こします．酸素の少ない血液でやりくりするには血液の循環を早めるしかありません．その結果，心拍数が増加し，疲れて心不全になってしまうことがあります．

> **ポイント** 貧血の継続 ➡ 酸素の不足分を補うため心臓の心拍数増加
> ➡ 心臓に負担 ➡ 心不全

症状 息切れ，頻脈，めまい，易疲労感，さじ状爪（爪がスプーンのようになってしまうこと）など．

診断 顕微鏡観察で赤血球が小球性低色素性であることを確認します．血清鉄の減少．

治療指針 1) **鉄剤**の投与：副作用が多い注射よりも経口投与が優先．
鉄剤にビタミンCを併用すると鉄の吸収がよくなります．酸化防止剤であるビタミンCがあるとFe^{2+}になりやすくなり，吸収されやすくなるからです．
2) 原因の除去：偏食であれば食生活改善，消化器系の癌であれば治療します．

> **ポイント** 鉄剤は経口投与優先，ビタミンCを併用すると吸収UP

白血病
Leukemia

基礎知識 血液は**血球**と液体成分である**血漿**とでできています．さらに血

球は**赤血球**，**白血球**，**血小板**で構成されています（§2・3参照）．血球は骨の中の骨髄で**造血幹細胞**からつくられます．**白血病**とは，この造血幹細胞が分化の途中で癌化してしまい，無制限に血球が増えてしまう疾患です．赤血球や血小板をつくる巨核球へ分化する途中で癌化することもあります．赤血球の割合が減って血液が白っぽく見えることから**白血病**とよばれます．白血病細胞は骨髄を占拠して正常な造血機能を抑制してしまいます．赤血球が減少して貧血になったり，血小板が減少して出血しやすくなったり，白血球が減少して感染症にかかりやすくなったりします．白血病では数は多くなっても正常な働きをする白血球は減少してしまっているのです．

> **ポイント** 白血病では，造血幹細胞が分化の途中で癌化
> ➡ 異常な血球が無制限に増加する

原因 原因の一つはDNA中の**遺伝子**が傷ついて発症しているということです．細胞の核の中には染色体があり（§2・10参照），その中にDNAが存在し，そのDNAの中に遺伝子が存在しています．遺伝子を傷つけるものとして知られているのが，**喫煙，紫外線，放射線，ウイルス**などです．また，一部の白血病では染色体の**転座***によって発症することがわかっています．転座により異常な染色体（**フィラデルフィア染色体**）ができ，これが白血病（つぎに述べる**慢性骨髄性白血病**）の原因になっていることが知られています．

> **ポイント** 白血病の原因：DNAの損傷
> （喫煙，紫外線，放射線，活性酸素，ウイルスなどがDNAを傷つける）

分類 血球は細胞分裂を繰返し，さまざまな細胞に変化（分化）しながら成熟していきます．その様子を図4・13に示します．その分化が止まってしまうのが**急性白血病**，分化・成熟する機能をもっているものが**慢性白血病**です．白血病は，まず分化が途中で停止するかしないか，つまり急性か慢性で分類します．つぎに，その原因が骨髄系に分類される顆粒球（好酸球・好

---

* 染色体の一部が同じ染色体の他の部分や他の染色体上に位置を変えること．

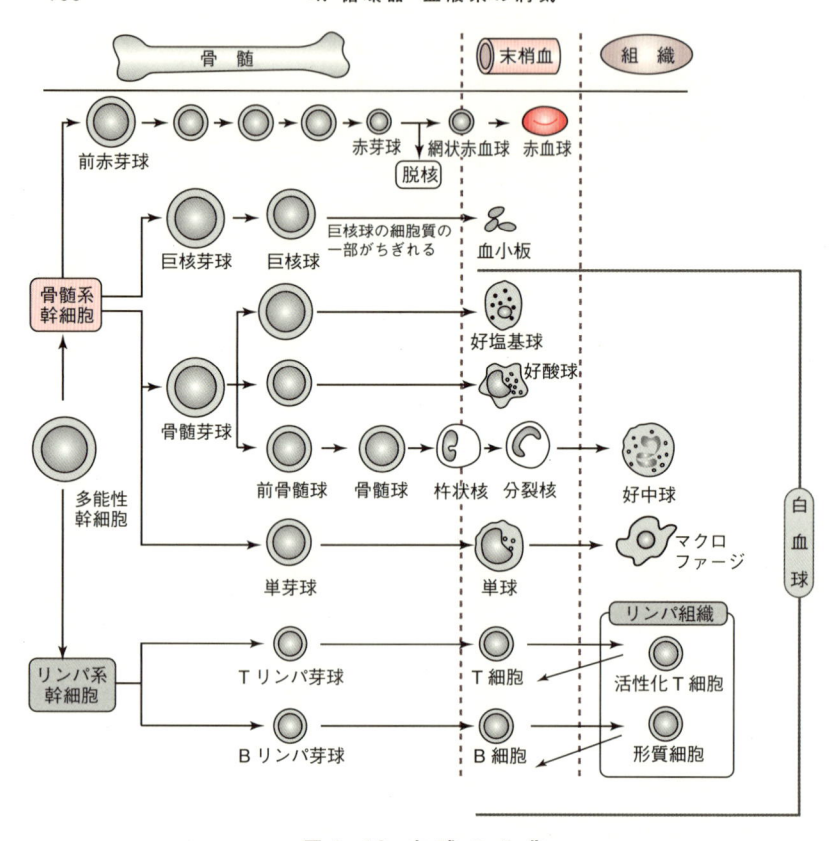

図 4・13 血球の分化

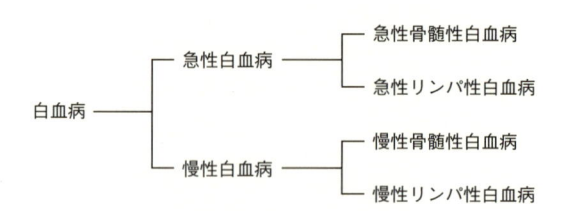

図 4・14 白血病の分類

- 白血病
  - 急性白血病
    - 急性骨髄性白血病
    - 急性リンパ性白血病
  - 慢性白血病
    - 慢性骨髄性白血病
    - 慢性リンパ性白血病

中球・好塩基球) や単球などの異常によるものか，リンパ系に分類されるリンパ球の異常によるものか，つまり，**骨髄性**か**リンパ性**かで分けます．白血病の分類は図 4・14 のようになります．

急性白血病では末梢血に幼若芽球と成熟した白血球が少量存在します．この状態を**白血病裂孔**といい急性白血病の特徴です．慢性白血病では**急性転化**といって急性白血病に変わることがあります．このときには，抗癌剤などがほとんど効かなくなる，治療がきわめて困難な白血病になります．

> ポイント
> - 急性白血病 ➡ 白血病裂孔
> - 慢性白血病 ➡ 急性転化 ➡ 治療困難

症状

1) 急性白血病：① 貧血（赤血球減少による）
　　　　　　　② 易感染，発熱（好中球減少による）
　　　　　　　③ 出血傾向（血小板減少による）
2) 慢性白血病：脾腫(ひしゅ)（脾臓の腫大）による腹部膨満感，全身倦怠感，微熱

診断

1) 急性白血病：① 末梢血（普通に採血して得られる血液）の幼若白血球の異常増殖
　　　　　　　② 白血球数 2～5万/mm^3
　　　　　　　③ 白血病裂孔の存在
　　　　　　　④ 骨髄穿刺(こつずいせんし)（骨髄から少量の骨髄血液を採取すること）で芽球が20%以上
　　　　　　　⑤ ペルオキシダーゼ染色で芽球の3%以上が陽性 ➡ 骨髄性と診断
2) 慢性骨髄性白血病：フィラデルフィア染色体の存在

治療指針

1) 急性白血病：抗癌剤の多剤併用．再発の可能性の高い場合に骨髄移植
2) 慢性白血病：骨髄移植を検討．不可能な場合に抗癌剤で治療

5 脳・神経系の病気

　脳は全身をコントロールする司令塔のようなものであり，たくさんの情報が集まり，また発信される部位（中枢）です．脳の異常は生命の危険につながるものが多く，小さな異常も見逃さない姿勢が大切です．脳の病気は主として，脳血管の病気，神経伝達系の病気，そして脳を構成する細胞の病気（癌）に分けられます．

脳梗塞（のうこうそく）
Cerebral infarction

基礎知識　脳には他の臓器と同様に，多くの血管が走り血液が流れて脳細胞が養われています．**脳梗塞**とは，脳の血管が何らかの理由で詰まり，血液が流れなくなる病気です．血液が届かなくなった細胞は**壊死**を起こします．脳の細胞が壊死を起こすと生命が危険にさらされることは容易に想像がつくでしょう．皆さんが日々生きて活動しているということは，意識するしないに関わらず，脳からさまざまな命令が出されて，体のあちらこちらにその命令が伝わっているということだからです．このような，体の中央コントロール室としての役目をつかさどっている脳には十分な血液が流れていなければいけません．

分類　脳血管が詰まる原因のおもなものは**動脈硬化**と**血栓**です（第4章 高血圧，第10章 脂質異常症も参照）．動脈硬化で血管が狭くなって塞がったり，狭くなった血管に血の塊（血栓）が詰まったりします．原因となる

脳梗塞

血栓が脳血管でできる場合を**脳血栓症**，脳以外でできた血栓が脳血管に詰まる場合を**脳塞栓症**といい，両方合わせて**脳梗塞**といいます．

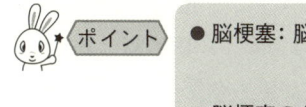

> **ポイント**
> ● 脳梗塞：脳血管が血栓などで詰まる
>   ➡ 血流が止まる ➡ 脳細胞が壊死
> ● 脳梗塞の分類 ─┬─ 脳血栓症（血栓が脳血管でできる）
>   └─ 脳塞栓症（血栓が脳以外の部位でできる）

それでは，脳血栓，脳塞栓の症状，診断，治療指針について，それぞれ見ていくことにしましょう．

● 脳血栓症

脳血栓症は動脈硬化による脳動脈の閉塞によって発症します（図5・1）．

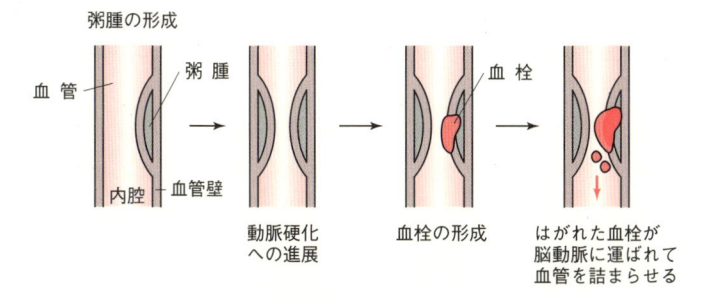

図5・1 動脈硬化による脳血栓の形成

症状 前兆（前駆症状）として**一過性脳虚血発作（TIA）**が起こることが多いです．これは，呂律（ろれつ）が回らなくなったり，ペンを落としたりといった症状が起こるのですが，24時間以内に改善して，何事もなかったかのようになるものです．実はこの段階を見過ごさず医療機関を受診するか否かで，予後の経過に大きな違いが出てきます．

また，脳血栓は睡眠中か朝の起床後すぐに発症することが多いです．睡眠中は血流が緩やかなので血管の中でできた血栓が詰まりやすくなっているためで

す.

つぎに，閉塞する血管の部位と症状の関係について述べましょう．まず脳のそれぞれの部位がおもにどういう役割を担当しているのかを知っておく必要があります（図5・2）．大ざっぱにいうと，**前頭葉は運動**を，**側頭葉は聴覚**を，**後頭葉は視覚**を担当しています．ですから前頭葉が障害を受けると運動異常（錐体路障害）が，側頭葉であれば**失語症**（言葉の意味が理解できない**感覚性失語症**，**ウェルニッケ失語症**）が，後頭葉であれば見たものが認識できなくなって（失認）しまいます（図2・10も参照）．

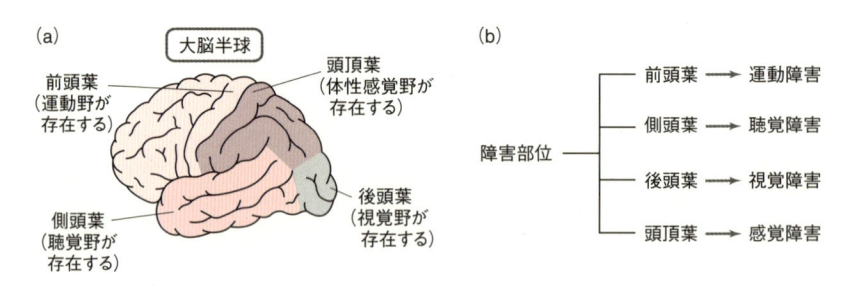

図5・2 大脳半球の外面図（a）と損傷部位の違いによる障害される機能の違い（b）

このように，脳を走る太い血管の粥状硬化により血栓が詰まるものを**アテローム血栓性脳梗塞**といいます．一方，脳血栓にはさらに細い血管で血栓が詰まるものもあり，これを**ラクナ梗塞**といいます．無症状であることが多いのですが，多発すると知能低下，認知症などを生じることもあります．

> **ポイント**
> ● 脳血栓の前駆症状は一過性脳虚血発作（TIA）
> ● 閉塞する血管の部位と症状
>   ① 前頭葉：運動障害
>   ② 側頭葉：聴覚障害（ウェルニッケ失語症など）
>   ③ 後頭葉：視覚障害
>   ④ 頭頂葉：感覚障害
> ● 脳の太い血管が詰まるもの：アテローム血栓性脳梗塞
>   脳の細い血管が詰まるもの：ラクナ梗塞

診断 CT，MRI，脳血管造影

| 治療指針 | 1）床上安静（静かに寝ているということ）
2）血栓溶解療法：t-PAやウロキナーゼなどの血栓溶解薬を使用して詰まった血栓を溶かします．

● 脳塞栓症

| 原因 | 血栓の生成が脳血管以外で起こります．ほとんどの場合，血栓は心臓や血管の壁に生じ，特に左心房の**心房細動**が起こったときに血栓ができやすくなります．この血栓が血流によって，脳に行ってしまうと**脳塞栓症**の原因になります．そのほか，骨折したときに骨の中から出てくる脂肪などが原因で脳塞栓症を起こすこともあります．

> ＊ポイント　脳塞栓症の原因：
>   　　　　　脳血管以外の部位でできた血栓が脳血管で詰まる

| 症状 | 突然発症するのが特徴です．脳血栓でみられた一過性脳虚血発作（TIA）はありません．

| 診断 | 脳血栓症に準拠します．

| 治療指針 | 脳血栓症に準拠します．

> ＊ポイント　脳塞栓症は突然発症する（TIA はみられない）

脳出血（のうしゅっけつ）
Cerebral hemorrhage

| 基礎知識 | **脳出血**とは脳血管が切れて出血を起こした状態です．出血した部位の先には当然血液は流れません．血液が流れなくなれば，酸素と栄養分が脳細胞に行き渡らなくなり**壊死**を起こしてしまいます．これは

脳梗塞と同じで，虚血状態になってしまうわけです．さらに，脳出血では頭蓋骨に囲まれた脳の中に血液があふれ出てくるので，脳の中の圧力が上がり，その圧力で脳の位置がずれ**脳ヘルニア**になることもあります．命が危険な状態にさらされる重篤な疾患です．

分類　脳出血は出血する部位によって分類されています（図5・3）．大きく分けると**くも膜下出血**と**脳実質内出血**の二つです．

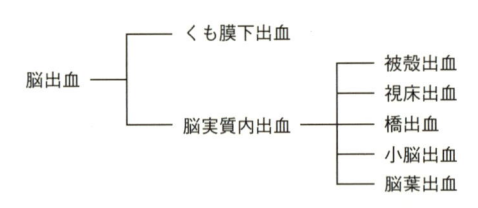

図5・3　脳出血の分類

それでは，くも膜下出血，脳実質内出血のそれぞれについて，病態，症状などを見ていきましょう．

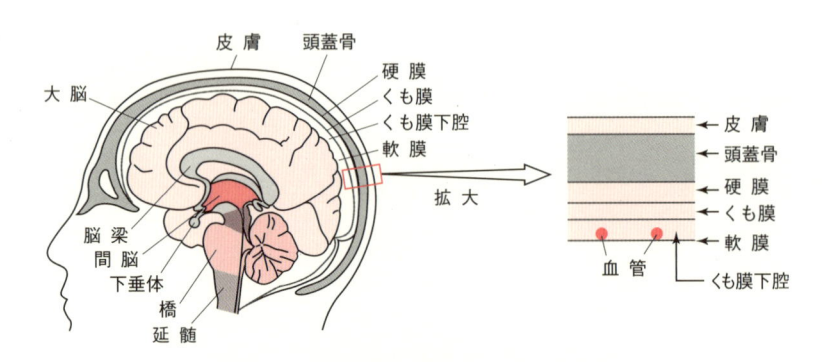

図5・4　脳と髄膜（硬膜，くも膜，軟膜）

● **くも膜下出血**

病態　脳は外側から，**硬膜，くも膜，軟膜**という3層の膜に覆われています（図5・4）．くも膜と軟膜の間に血管があります．その血管に高

血圧が原因で**脳動脈瘤**ができて破裂することがあります．これが**くも膜下出血**です．それ以外に脳の血管の奇形によって起こることもあります．

くも膜下出血では，一度止血した後に**再出血**することがあり，この場合には死亡率が上昇します．したがって，再出血しないように血圧を管理しなければなりません．また，出血した血液中に含まれている成分の影響で，脳血管が**攣縮**（収縮）してしまうことがあります．血管が収縮するとその先は血液が流れなくなりますので，これもまた非常に危険な状態になります．再出血も血管の攣縮も発症後2週間ほど経過しても起こる症状です．時間が経ったからといって安心できないのがくも膜下出血の特徴です．

> ポイント　くも膜下出血の特徴：時間が経過してから再出血や血管攣縮が起こることがある

症状　**激しい頭痛**が特徴です．多くの患者がハンマーで頭を突然殴られた感じ，と表現します．くも膜と軟膜の下に血液があふれてくるため圧力が高まり，それが刺激（**髄膜刺激症状**）となって**項部硬直**（首が前に傾かなくなる）や**ケルニッヒ徴候**（患者を寝かせて足を上げようとしても上がらない）などの症状がみられるようになります．

> ポイント　くも膜下出血の症状：激しい頭痛やケルニッヒ徴候（髄膜刺激症状）

診断
1) 頭部CT
2) 脳血管造影
3) 髄液検査：くも膜と軟膜の間には脳脊髄液があり，そこに出血するので脳脊髄液は血液が混ざった血性髄液となる．

> ポイント　くも膜下出血の診断：血性髄液がみられる

治療指針 1) 血圧のコントロール
2) 動脈瘤のクリッピング手術（図5・5）

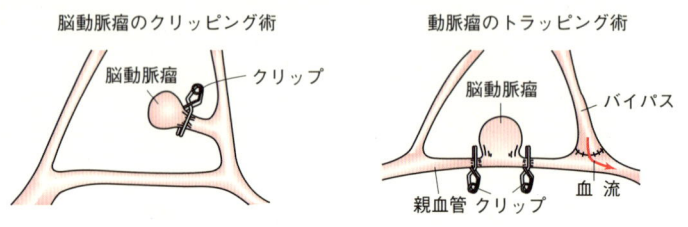

図5・5 動脈瘤のクリッピング手術 脳動脈瘤の頸部に金属製のクリップをかけて瘤内への血流を遮断する．

● 脳実質内出血

病態 原因の多くが高血圧です．高血圧のために脳の中にある血管が切れてしまうのです．出血しやすい場所は被殻，視床，橋，小脳です（図5・6）．出血した部分の神経細胞が障害され，その部位によって症状はさまざまです．片側が麻痺したり，うまく話せなくなったり，意識障害が起こったりします．出血した血液が逃げ場を失い脳ヘルニアになることもあります．頭蓋内圧のコントロールが重要になります．

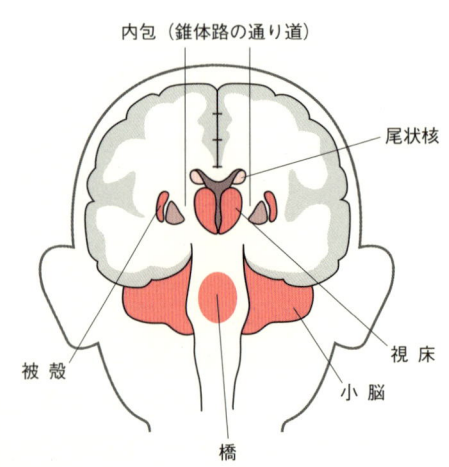

図5・6 脳実質内出血の好発部位は被殻，視床，橋，小脳などである（赤色で示した部分）

ポイント 脳実質内出血の好発部位：被殻，視床，橋，小脳

症状 表5・1に代表的な症状を示します．出血する場所によって，眼症状に特徴があります．また，被殻や視床の出血は運動に関与する錐体路の通り道である内包に影響を与え，運動麻痺などを起こします．

表5・1 脳実質内出血の症状

出血部位（頻度）	症状		
	眼症状	共同偏視†	運動障害
被殻（40％）		病側	対側，片麻痺
視床（30％）		内下方	対側，片麻痺
橋　（10％）		正中位，著しい縮瞳	四肢麻痺
小脳（10％）		健側	四肢麻痺

† 眼球が同じ方向に偏ったままになること．

診断 CTで脳実質内に出血を示す高吸収域像（白く写る）を認めます．

治療指針 頭蓋内圧をコントロールして脳ヘルニアにならないようにします．そのために，脳圧降下薬（グリセオールやマンニトール）を点滴します．外科的治療として，脳内血腫吸引術を行います．

> **ポイント**
> ● 脳実質内出血の診断：CTで高吸収域像（白く写る）
> ● 治療：頭蓋内圧のコントロールが大切

アルツハイマー病（アルツハイマー型認知症）
Alzheimer disease (Dementia of Alzheimer type)

基礎知識 大脳は人間の精神活動を担っています．この大脳がうまく働かなくなると**認知症**を呈する状態になります．代表的な認知症として，脳梗塞や脳出血から発症する脳血管性認知症と，**大脳が萎縮**してしまう**アルツハイマー病（アルツハイマー型認知症）**があります．ここで学習するのはアルツハイマー病です．

認知症患者は65歳以上になるとどんどん増えていきますが，約200万人（2011年現在）の認知症患者の約半数がアルツハイマー病によるものです．

原因 アルツハイマー病の脳組織に特徴的なものが**老人斑**と**神経原線維変化**です．老人斑はアミロイドというタンパク質が沈着してできたもので，神経原線維変化も異常なタンパク質によるものです．アルツハイマー病では脳に異常が起こって大脳が萎縮してしまうのです．どうしてこのような変化が起こるのかはよくわかっていませんが，加齢と関係しているようです．

> ポイント　アルツハイマー病の特徴：老人斑と神経原線維変化

症状 記銘・記憶障害から始まり見当識障害が生じて，判断力が低下してきます．徘徊もするようになります．人格は徐々に崩壊していきます．しだいに同じ単語を繰返したり，"行きますますますます"のように最後の言葉を繰返すようになったりします．

> ポイント　アルツハイマー病の症状：大脳が萎縮
> 　　　　　　→ 記銘・記憶障害，見当識障害，判断力低下

診断 1) CTで脳萎縮像が見られます（図5・7）．
2) 知能評価検査として"改訂長谷川式簡易認知症スケール"を利用します．

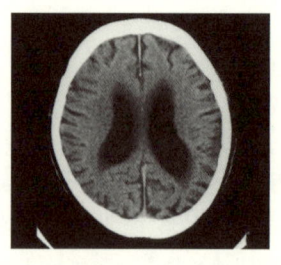

図5・7　アルツハイマー病のCT像　大脳のびまん性萎縮がみられる．（小阪憲司，"医療薬学I"，井上圭三 監修，岩坪威ほか 編，東京化学同人（2000）より）

治療指針 薬物療法と生活改善の二方向で対応します．

パーキンソン病
Parkinson disease

基礎知識 **パーキンソン病**は，中脳にある**黒質**という部分の変性により神経伝達物質の一つである**ドーパミン**の分泌が低下し発症します（図5・8）．なぜ脳の変性が起こるのかはよくわかっていません．脳内ドーパミンが減少すると，体をうまく動かせない**錐体外路症状**が起こります．肘が滑らかに動かず，カクカク歯車のように動いたり（**歯車現象**），1回歩き出したら止まらなくなったり（**突進現象**），顔の表情が乏しくなる（**仮面様顔貌**）など筋肉の動きがスムーズにいかなくなるのが特徴です．自律神経の働きが低下して，便秘や排尿障害などが起こることもあります．中高年以降で発症することが多く，また，几帳面な人がなりやすい傾向があるようです．

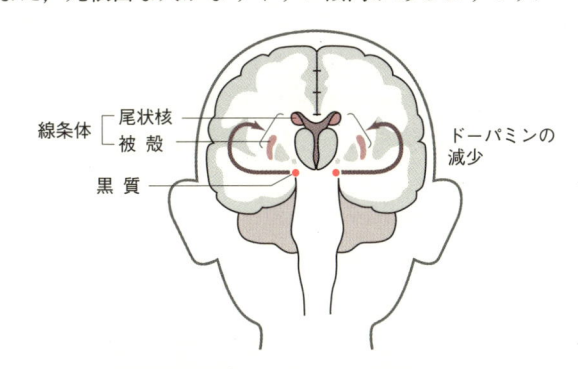

図5・8 黒質−線条体とドーパミン 黒質から線条体へ送られるドーパミンが減少する．

> **ポイント** パーキンソン病の原因: 黒質の変性によるドーパミン分泌低下

症状 体の片側がうまく動かなくなるので転倒しやすくなります．その後，安静時振戦，筋固縮，無動というパーキンソン病の代表的な症状（錐体外路症状）がみられるようになります（図5・9）．

安静時振戦とは手や指など体が細かく震えることですが，動かすと改善します．丸薬まるめ様運動が有名です．指先が細かく震える様子が丸薬をつくって

いる仕草に似ているところから，丸薬まるめ様運動とよばれています．**筋固縮**とは筋肉がこわばる（硬直する）ことです．関節を曲げるときにカクカクとなってしまう歯車現象が知られています．**無動**は随意運動の減少によるものです．たとえば，顔の筋肉が動かなくなるので表情が乏しくなります．これを**仮面様顔貌**といいます．

無動　　　　　　**筋固縮**　　　　　　**安静時振戦**

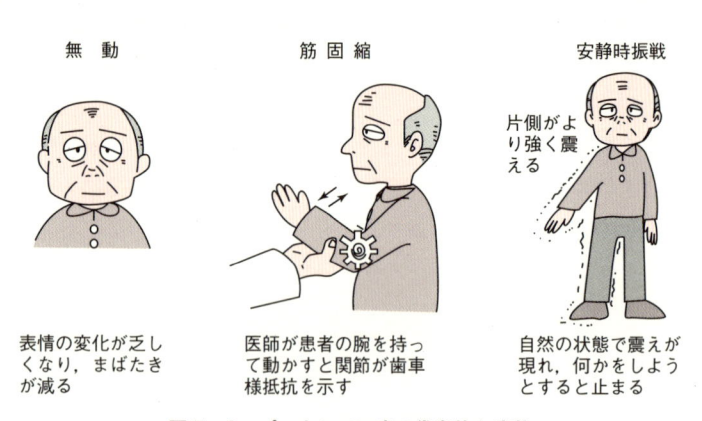

表情の変化が乏しくなり，まばたきが減る　　医師が患者の腕を持って動かすと関節が歯車様抵抗を示す　　片側がより強く震える／自然の状態で震えが現れ，何かをしようとすると止まる

図5・9　パーキンソン病の代表的な症状

その他，姿勢が前傾姿勢になり，小刻みに歩くようになったり（**小刻み歩行**），歩き始めるときの一歩目が踏み出せなかったり（**すくみ足**），いったん歩き出すと止まらなくなる（**突進歩行**）などの**姿勢反射障害**が起こります．

また，便秘，排尿障害，起立性低血圧などの自律神経の障害がみられたり，進行とともに認知症を発症する人が現れます．

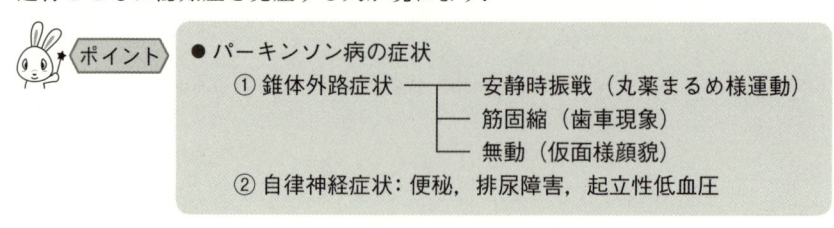

> **ポイント**
> ● パーキンソン病の症状
> ① 錐体外路症状 ── 安静時振戦（丸薬まるめ様運動）
> 　　　　　　　├ 筋固縮（歯車現象）
> 　　　　　　　└ 無動（仮面様顔貌）
> ② 自律神経症状：便秘，排尿障害，起立性低血圧

診断　無動（仮面様顔貌），筋固縮，安静時振戦がみられること．

治療指針　薬物治療としてL-ドパの内服を行います．

重症筋無力症
Myasthenia gravis

基礎知識 **重症筋無力症**とは全身の筋肉が弱くなって疲れやすくなる病気です．この病気を理解するためには，筋肉について知る必要があります．筋肉は図5・10のように分類されます．

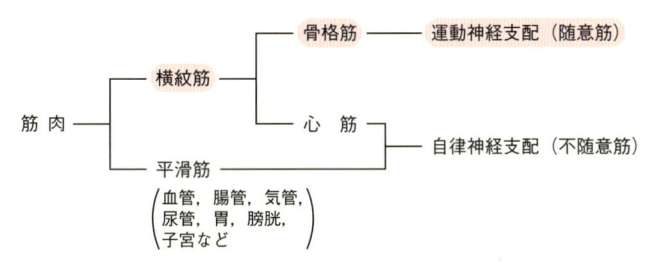

```
                  ┌─ 骨格筋 ── 運動神経支配（随意筋）
         ┌─ 横紋筋 ┤
筋 肉 ──┤        └─ 心 筋
         └─ 平滑筋 ──────────── 自律神経支配（不随意筋）
            (血管，腸管，気管，
             尿管，胃，膀胱，
             子宮など)
```

図5・10 筋肉の分類

この病気で問題となるのは**横紋筋**のうち**骨格筋**とよばれる筋肉です．わかりやすくいえば手足を動かす筋肉です．骨格筋では脳からの命令が脊髄を伝わり，運動神経に接続して伝えられるのですが，その際神経に電流が流れます．そして最終的に神経の末端に到達した電流が，シナプス小胞という小さな袋を刺激して，その中から神経伝達物質である**アセチルコリン**が，シナプス間隙に放出されます（図5・11）．

神経筋接合部のシナプス間隙に放出されたアセチルコリンは，筋肉細胞の細胞膜にある**アセチルコリン受容体**（ニコチンも結合することからニコチン受容体ともいう）に結合して細胞を刺激します．刺激を受けた細胞はその情報を細胞内に伝えて，最終的には筋肉が収縮する反応が生じます．

ポイント
- 骨格筋には運動神経が接続している
- 運動神経の末端からアセチルコリンが放出される

原因 重症筋無力症はアセチルコリン受容体に対して**抗体**をつくってしまう病気です．抗体とは自分でないもの（非自己）が侵入してきたとき，その非自己である異物を排除しようとする**免疫**という仕組みによってでき

るものです（§2・16 参照）．アセチルコリン受容体に対して抗体ができたということは，自己であるはずのアセチルコリン受容体を非自己と判断してしまったということです．このように，自己の一部を非自己と判断をしてしまう病気を**自己免疫疾患**とよび，**アレルギー**の一種です．自己免疫疾患には重症筋無力症のほかに，バセドウ病，1型糖尿病，溶血性貧血，全身性エリテマトーデス（SLE），関節リウマチなど多くの疾患が知られています．

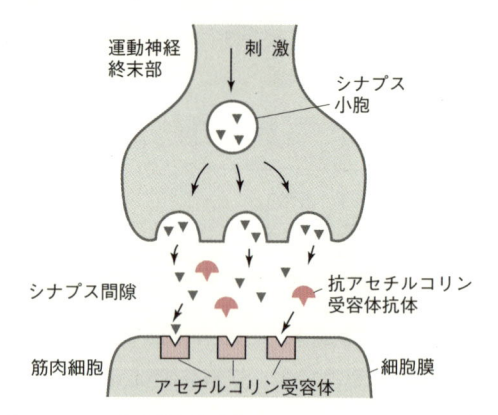

図5・11　運動神経終末部におけるアセチルコリンによるシグナル伝達　アセチルコリン受容体に対してできた抗体（抗アセチルコリン受容体抗体）が受容体と結合し，受容体を破壊する．（▼：アセチルコリン）

アセチルコリン受容体に対してできた抗体（**抗アセチルコリン受容体抗体**）は，受容体に結合して受容体を破壊していきます．受容体が抗体でふさがれたり破壊されたりすれば，神経筋接合部にある運動神経の末端からアセチルコリンが放出されたとしても，アセチルコリンは筋肉細胞に刺激を与えることができなくなります．つまり，筋肉は収縮しなくなってしまうのです．

> ポイント　重症筋無力症：アセチルコリン受容体に対する自己免疫疾患

症状　筋力低下，複視（物が二重に見えること），眼瞼下垂（まぶたが垂れ下がること，コラム1参照），嚥下障害（食物が飲み込みにくくなること），咀嚼障害．悪化してくると**呼吸筋麻痺**で呼吸困難に陥ります．

診断　抗アセチルコリン受容体抗体の検出，筋電図

治療指針　薬物治療として**コリンエステラーゼ阻害薬**を使用します．

> **ポイント**
> - 重症筋無力症はコリンエステラーゼ阻害薬で治療
> - 悪化すると呼吸困難（呼吸筋の麻痺による）→ 死亡

コラム1　薬の効かない重症筋無力症？

　眼瞼下垂の患者が医療機関を受診しました．眼瞼下垂という特徴的な顔貌から，重症筋無力症が予測されました．コリンエステラーゼ阻害薬で治療を開始しましたが，まったく効果がなく2週間後に死亡してしまいました．

　そこで"薬が効かない新しい重症筋無力症"と発表したところ，日本全国で十例ほど，同じ時期に薬の効かない重症筋無力症で死亡していた人がいたことがわかりました．さらに調査を進めたところ，何と全員が同じお土産を食べていたのです．それは熊本名産のカラシレンコンでした．しかも，真空パック入りの物です．

　実は，ボツリヌスという嫌気性菌が真空パックのカラシレンコンの中に混入していて，酸素がないために増殖して，さらに毒素を産生していたわけです．つまり食中毒だったのです．ボツリヌス菌が産生する毒素は，神経からアセチルコリンを分泌させなくする毒なのです．アセチルコリンが分泌しなければやはり筋肉は動かないので，重症筋無力症と症状がそっくりになってしまうのです．

6 消化器系の病気

　消化器官は食物から栄養をとるための長く重要なプロセスを担っています．消化器官は食物が通る長い道＝管(くだ)ですが，それは直接食物の影響を受ける器官でもあります．消化器が病気になると栄養がとれなくなり，体力が落ち，さらに深刻な状態になっていきます．

　余計な食物のとり過ぎ，偏った食事やサプリメントのとり過ぎは消化器にダメージを与えるだけでなく，体全体に悪影響を及ぼすことを念頭において以下の代表的な疾患を学習して下さい．

　この章では，口から始まる代表的な消化器官と関連する疾患を順を追って紹介します．すなわち，食道，胃，十二指腸，大腸，肝臓など重要な器官と病気について解説していきます．

消化性潰瘍（胃・十二指腸潰瘍）
Peptic ulcer (Gastric/duodenal ulcer)

基礎知識　消化性潰瘍とは，胃と十二指腸の組織の欠損です．欠損が粘膜筋板を越えなければ**びらん**といい，越えた場合は**潰瘍**ということになります（図6・1）．消化性潰瘍を考えるにあたっては，胃・十二指腸の**粘膜防御因子**と**攻撃因子**のバランスが重要になります（図6・2）．なぜならこのバランスが崩れたときに消化性潰瘍が発症するからです．

　好発年齢は，胃潰瘍は40〜60歳，十二指腸潰瘍は20〜40歳です．十二指腸潰瘍の方が若い人に多いのが特徴です．好発部位は**胃角部小弯部**，**幽門部**，**十二指腸球部**です（図6・3）．

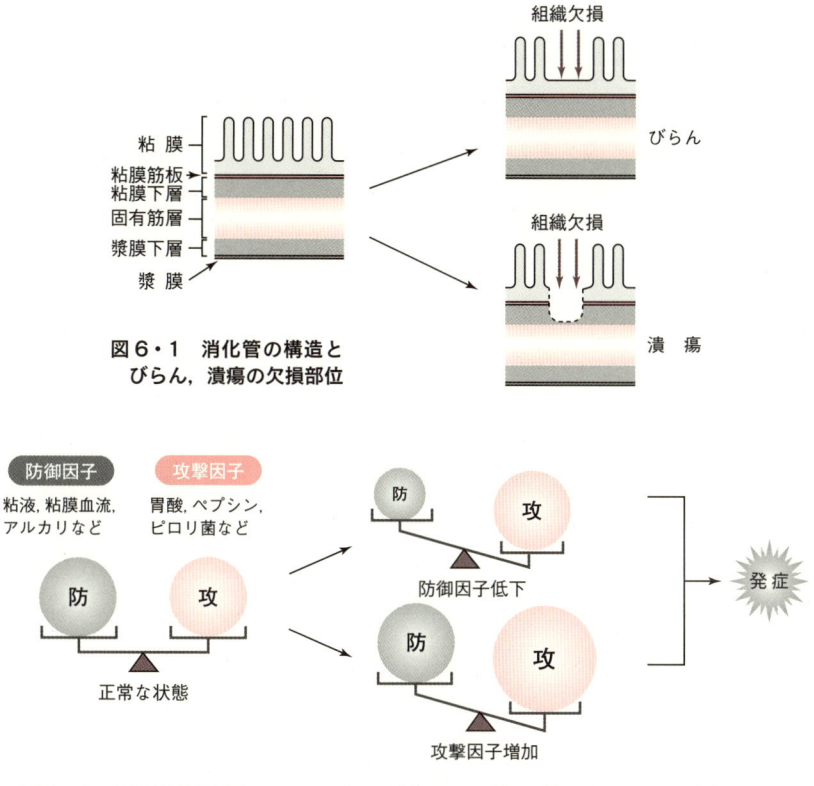

図6・1　消化管の構造とびらん，潰瘍の欠損部位

図6・2　消化性潰瘍発症のメカニズム　防御因子が低下（右上）したり，攻撃因子が増加（右下）してバランスが崩れると消化性潰瘍が発症しやすくなる．

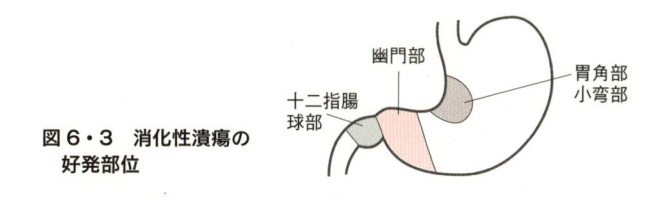

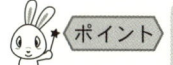

図6・3　消化性潰瘍の好発部位

> **ポイント**
> - 消化性潰瘍：胃と十二指腸の組織の欠損
>   - 欠損が粘膜筋板を越えない ➡ びらん，越える ➡ 潰瘍
>   - 好発部位：胃角部小弯部，幽門部，十二指腸球部

原因 粘膜防御因子には**粘液**，粘膜血流，アルカリ分泌，細胞回転（粘膜上皮細胞の再生産）などがあります．一方，攻撃因子には，**胃酸**，**ペプシン**，**ヘリコバクター・ピロリ**，**アルコール**，**タバコ**，**解熱鎮痛消炎薬**などの粘膜傷害物質があります．ここでは，粘液，胃酸，ヘリコバクター・ピロリ，解熱鎮痛消炎薬についてみていきます．

ストレスにさらされると**交感神経**が興奮して**ノルアドレナリン**が分泌されます．すると末梢血管が収縮して胃粘膜の血液量が低下します．胃から分泌される粘液は血液からつくられているので，血液量が低下すると胃の粘液も減少してしまいます．粘液には胃を保護する働きがあるので，粘液が減ると自分の消化酵素から胃を守りきれなくなってしまうのです．

また，膵臓から分泌される膵液はアルカリ性で十二指腸に分泌されます．胃酸を十二指腸で中和して，腸で酵素が働きやすくなるようにしているのです．酵素には最も働きがよくなる最適 pH というものがあり，腸で働く消化酵素の最適 pH はアルカリ性域にあります．アルカリ性の膵液が分泌されなくなると酵素の働きが悪くなるだけでなく，胃酸で十二指腸の潰瘍部分がしみて痛くなります．十二指腸潰瘍が空腹時に痛むのはこれが理由です．

ヘリコバクター・ピロリは，自分の周囲を中和して胃酸から守るためにアンモニアを産生しています．また，サイトカインという物質も放出しています．これらが胃粘膜に対して傷害を与えていると考えられています．

解熱鎮痛消炎薬は炎症を鎮める薬ですから血管を収縮させます．（炎症時には血管が拡張し，血液が多く流れ込むので，炎症を鎮めるには血管を収縮させればよい．）血管が収縮すると胃粘膜の血液量が低下して，胃を保護する粘液が減少します．これが解熱鎮痛消炎薬によって胃炎や消化性潰瘍になる理由です．すでに消化性潰瘍を発症している人は，解熱鎮痛消炎薬の使用には十分注意しなければなりません．さらに悪化させてしまうおそれがあるからです．

ポイント
- 消化性潰瘍の原因　粘膜防御因子＜**攻撃因子**
- 粘膜防御因子：粘液，粘膜血流，アルカリ分泌，細胞回転
- 攻撃因子：胃酸，ペプシン，ヘリコバクター・ピロリ，アルコール，タバコ，解熱鎮痛消炎薬

症状

1) 胃潰瘍：**食後に胃痛**を起こしやすいです．胃酸を含んだ食物が潰瘍の患部に当たる刺激のためです．
2) 十二指腸潰瘍：**空腹時に胃痛**を起こしやすく，食後に胃痛が緩和する傾向にあります．空腹時には胃酸がしみるためです．食後，胃痛が緩和するのは胃酸が食物の消化に消費されるからです．

悪化すると消化管内で出血し，吐けば**吐血**，便に混ざれば**下血**となります．吐血した場合は血液が胃酸で変性し，**コーヒー残渣様**とよばれる形状になります．下血した場合は，黒色に血液が変色した便となり，黒色便や**タール便**とよばれます．

ポイント
- 胃　潰　瘍　：食後に胃痛を起こしやすい
- 十二指腸潰瘍：空腹時に胃痛を起こしやすい

診断

1) 上部消化管造影：ニッシェ（陥没所見．バリウムがたまって見える）を認めます．
2) 上部消化管内視鏡検査：白苔を伴う粘膜欠損を認めます．

治療指針　原因がわかればそれを取除けるかどうかを検討します．たとえば，ストレスが原因とわかればストレスを取除けるかどうか，もしくはストレスの受け止め方を変えることができるかどうかを考えます．薬が原因であれば中止します．ヘリコバクター・ピロリであれば除菌（薬で死滅）します．喫煙であれば禁煙もしくは節煙，飲酒であれば禁酒もしくは節酒します．

いずれにしても治療の方向性は，防御因子を増やして攻撃因子を減らすことになります．防御因子の粘液を増やすには，血管を拡張させて血流を増加する薬を使用します．攻撃因子の胃酸を減らすには胃酸の分泌を抑制する抗ヒスタミン薬（H_2遮断薬）を使用します．病態がわかれば治療の仕方も自然に理解できるようになります．

ポイント
- 消化性潰瘍の治療方針
　　　　防御因子＜**攻撃因子** ➡ 防御因子＝攻撃因子

食道癌
Esophageal cancer

基礎知識　**食道癌***とは食道にできた悪性腫瘍のことです．食道癌を発症しやすいのは，喫煙者や強いお酒，熱い飲み物を好む方だということがわかっています．食道癌患者の男女比はおよそ5：1です．喫煙や飲酒が原因ということになると，やはり患者は男性が多くなる傾向になります．また，その影響が長いほど癌化しやすくなるわけですから，65歳以上の高齢者に患者が多いです．

部位としては**胸部中部食道**が最も発症しやすいところです．食道癌が胸部上部食道で発症したときは，呼吸器系の合併症になりやすくなります．これは食道と気管の位置関係を見れば明らかです（図6・4）．気管が左右に分岐するまでは気管と食道は並行しています．食道癌が広がると気管の方に癌細胞が浸潤して（広がって）きます．すると気管に穴が開いて（**気管食道瘻**），食べたものが胃ではなく肺に入ってしまい，**誤嚥性肺炎**の原因になります．

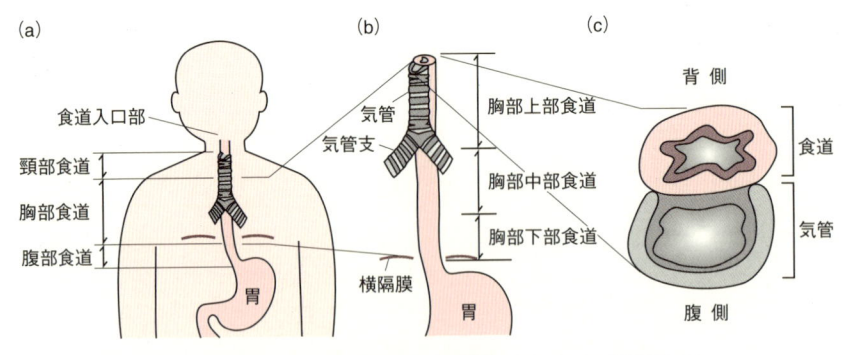

図6・4　食道（a）および胸部食道の構造（b）とその断面図（c）

---

*　癌とは上皮組織の細胞が悪性の腫瘍になることである．扁平上皮の場合は扁平上皮癌，腺細胞の場合は腺癌，よくわからない場合には未分化癌などに分類される．上皮組織以外の場合は肉腫とよばれる．

食 道 癌

> **ポイント**
> - 食道癌の発症要因：喫煙，飲酒，熱い飲み物
> - 好発年齢は 65 歳以上，患者は男性が多い
> - 好発部位は胸部中部食道（図 6・4 参照）

分類 癌は病期が重要です．食道癌の表在癌，早期癌と進行癌はつぎのように定義されます（表 6・1，図 6・5）．

表 6・1 食道癌の分類

分 類	深 達 度	リンパ節転移の有無
表在癌	粘膜，粘膜下層	問わない
早期癌	粘 膜	問わない
進行癌	粘膜下層 または固有筋層，外膜	あり なし

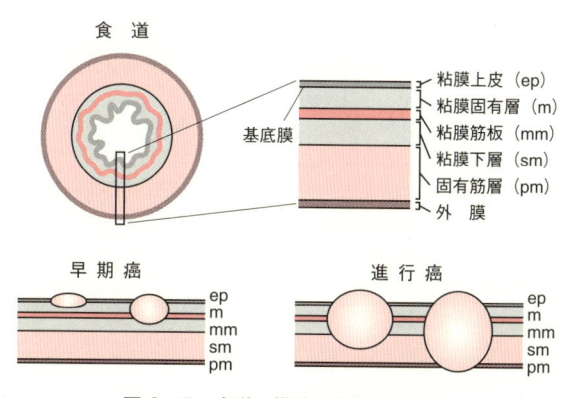

図 6・5 食道の構造と食道癌の分類

食道には胃腸のように**漿膜**（最も外側の膜）が存在しないので**周囲へ浸潤**しやすいです．また，食道粘膜は扁平上皮細胞でできているので，**扁平上皮癌**がほとんどです．

> **ポイント** 食道癌の大部分は扁平上皮癌

6. 消化器系の病気

症状
初 期：物を食べたときにしみる感じ，痛い感じがする．
晩 期：嚥下困難，体重減少，嗄声，気管食道瘻，誤嚥性肺炎

初期には顕著な症状はみられません．やがて，食道癌に特有な症状である**嚥下困難**が起こって気がつく人も多いです．ほかに特有な症状としては**嗄声**（声嗄れ）があります．これは喉頭筋を支配している**反回神経**（図6・6）が食道癌の浸潤を受け，声帯がうまく働かなくなってしまうことからくる症状です．バセドウ病（第10章参照）のときに行われるような首回りの手術をしたときにも反回神経が傷ついて嗄声になることがあります．反回神経麻痺は肺癌でも起こります（第7章参照）．

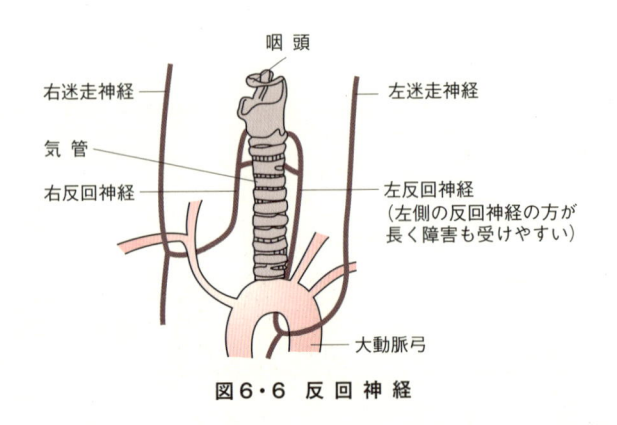

図6・6 反回神経

ポイント 食道癌の症状：嚥下困難，嗄声，気管食道瘻

診断
食道造影：癌があれば，食道の内腔が不整（凸凹）になります．
ルゴール染色：ルゴール液（複方ヨード・グリセリン）にはヨウ素が含まれており，グリコーゲンと反応して紫色を示します．正常な食道粘膜にはグリコーゲンがあり，ルゴールで染まりますが，癌化している食道粘膜にはグリコーゲンがないので染まりません．この現象を利用して癌の範囲を特定します．また染まらなかったところを生検（細胞を実際にとって顕微鏡で調べること）して，最終的に癌かどうかを確定します．

ポイント 食道癌の検査：ルゴール染色（癌細胞は染まらない）

治療指針 内視鏡的粘膜切除術，非開胸食道抜去術，リンパ節郭清（切除）を伴う根治術，放射線療法，化学療法（抗癌剤使用）

胃 癌
Gastric cancer

基礎知識 近年，わが国の胃癌による死亡者数は男性第2位，女性第3位であり，癌の死亡原因では上位にあります．男性と女性の胃癌の発症率は2：1で男性が多く，好発年齢は50～60歳代です．しかし最近，減少傾向にあるのは，検診による早期発見，早期治療が効を奏しているためと考えられています．胃癌の発症要因として，喫煙，高塩分食，**ヘリコバクター・ピロリ**（ピロリ菌）が知られています．タバコの煙には発癌物質が数多く含まれていて，胃に入った煙が癌の引き金になります．ピロリ菌の場合は，菌が産生するサイトカインやアンモニア（胃酸を中和するために産生する）が胃の粘膜に傷害を与え，その結果，胃潰瘍や胃癌になるのではないかと考えられています．胃癌患者の95％はピロリ菌感染者です．

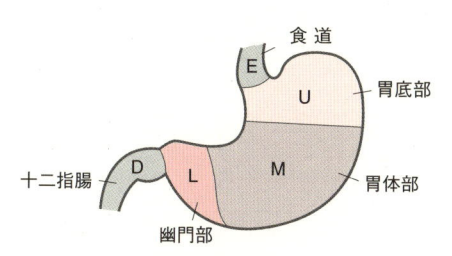

図6・7 胃癌の好発部位 幽門部（L）＞胃体部（M）＞胃底部（U）

胃は胃液などの分泌腺が多いため胃癌のほとんどは**腺癌**で，好発部位は胃の出口である**幽門部**側です（図6・7）．これは食物が十二指腸に次から次へと送

ポイント
- 胃癌は減少傾向 ← 検診による早期発見，早期治療による
- 癌の部位別死亡者数で，男性の2位，女性の3位
- 好発年齢：50〜60歳代
- 発症要因：喫煙，高塩分食，ヘリコバクター・ピロリ
- 胃癌のほとんどは腺癌，好発部位は幽門部

分類 癌がどこまで胃の粘膜を侵しているかによって**早期胃癌**と**進行胃癌**に分類されます（図6・8）．

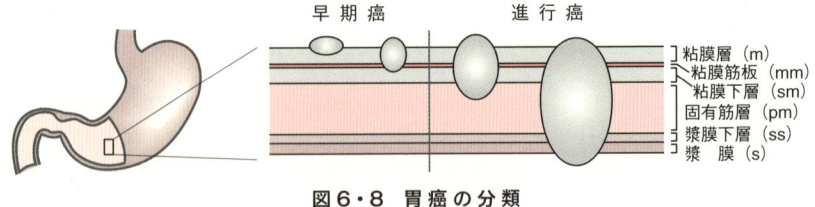

図6・8 胃癌の分類

1) 早期胃癌：**粘膜下層**でとどまっているもので，リンパ節転移の有無は問いません．
2) 進行胃癌：**固有筋層**にまで達しているもの．固有筋層にとどまっているものから，胃の最も外側の漿膜に達しているものまであります．

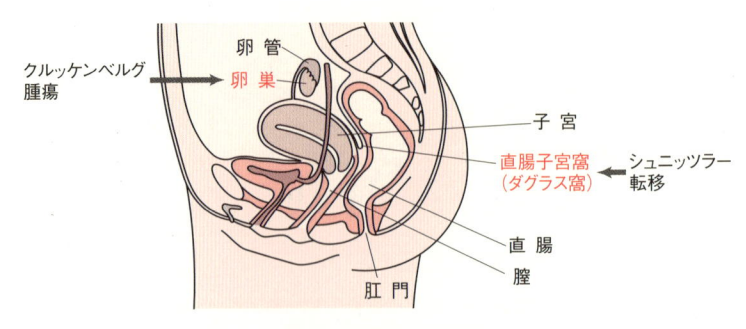

図6・9 胃癌の転移先

漿膜まで胃癌が達した場合は，癌細胞が胃から飛び散り，他の場所に転移を起こしやすくなります．女性では直腸と子宮の間（**ダグラス窩**），男性では直

腸と膀胱の間（図6・9）に胃癌が転移する現象を**シュニッツラー転移**，さらに卵巣に転移してできた卵巣癌を特に**クルッケンベルグ腫瘍**といいます．これらも重要な言葉になってくるので，今から頭の片隅に置いておいて下さい．

また，早期癌も進行癌も，隆起している，陥没しているなど，その形状で分類されています．進行癌の分類では**ボールマン分類**が特に有名です．

> ★ポイント
> ● 胃癌の分類
>   　早期胃癌：粘膜下層でとどまっているもの
>   　　　　　　（リンパ節転移の有無は問わない）
>   　進行胃癌：固有筋層にまで達しているもの
> ● 胃癌の転移先
>   　ダグラス窩：シュニッツラー転移
>   　卵　　巣：クルッケンベルグ腫瘍

症状 胃の不快感や胃痛を感じる人もいますが，はじめは無症状であることが多いです．胃癌が進行するにつれて，**膨満感**，**心窩部痛**，**胸やけ**，**嘔吐**，**体重減少**などが起こってきます．このような症状が出始めてから異常に気がついて医療機関にかかる人が多いです．

> ★ポイント
> 胃癌の症状：膨満感，心窩部痛，胸やけ，嘔吐，体重減少など

診断 **上部消化管造影**，**胃内視鏡検査**で診断が可能です．
　　　　腫瘍マーカー*として**CEA**がよく知られています．消化器系の癌の場合に上昇傾向を示します．しかし，腫瘍マーカーは一つの目安であって，診断を確定するためには患部を生検する必要があります．

> ★ポイント
> 胃癌の診断：上部消化管造影，胃内視鏡検査，
> 　　　　　　CEA（腫瘍マーカー）上昇

---

* 体のどこかに腫瘍ができると，血液や排泄物中に，タンパク質や酵素，ホルモンなどの特別な物質（生体因子）が増えてくる．それが腫瘍マーカーで，主として血液中に遊離してくる因子を抗体を使って検出する．

早期胃癌のなかには，**内視鏡的粘膜切除術**といって開腹しないで治療することが可能なものもありますが，すべての早期癌に適応できるわけではありません．大きさが2cm以下であること，粘膜下層に達していないこと，など制限があります．

内視鏡的粘膜切除術が適応しない場合は，進行癌と同様，外科的手術（開腹手術）に踏み切ることになります．**抗癌剤**は，年齢が高齢あるいは体力的に手術ができない場合や，かなり進行して転移が考えられる場合などに使用します．

大腸癌
Colorectal cancer

§3・6・3でもふれたとおり，近年，増加傾向にある癌の一つが大腸癌です．女性における癌の死亡原因の第1位であり，男性では第3位です．患者の年齢層は40〜70歳の間が多いです．

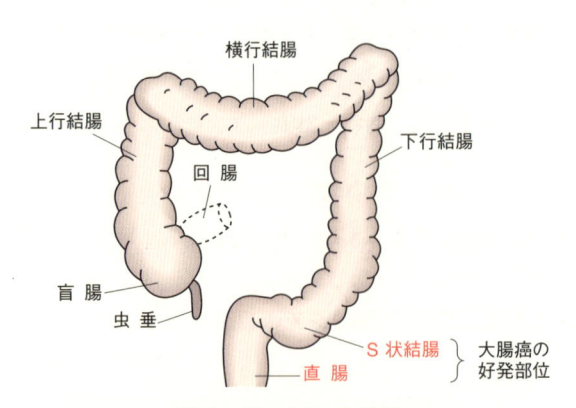

図6・10 大腸の構造

この背景には**食生活の欧米化**があると考えられています．いわゆる脂肪食中心の**食物繊維**の少ない食事です．かつて食物繊維はヒトの消化酵素では消化ができないので栄養学的な価値はゼロだといわれ冷遇されていました．しかしそ

の後，栄養としての価値はないけれども腸の掃除をしてくれているということになり，食物繊維の重要性が見直されてきました．とはいうものの，依然として現代人の食生活における食物繊維の摂取量は十分足りているとはいえない状況です．

大腸癌の好発部位は大腸の **S 状結腸** と **直腸** です（図 6・10）．つまり肛門部側に集中していることになります．また，大腸粘膜には粘液を産生する腺細胞が多いので大腸癌のほとんどが **腺癌** です．大腸癌は **良性腫瘍** が癌化することもあれば，**潰瘍性大腸炎** という疾患から癌化することもあります．

消化管の静脈は **門脈** を経て **肝臓** に連絡しています．このため，消化器の癌は肝臓に転移しやすくなります．

《ポイント》
- 大腸癌は癌の部位別死亡者数で男性の 3 位，女性の 1 位
- 原因：食事の欧米化（肉中心，野菜が少ない）
- 好発部位：大腸の下部（直腸，S 状結腸）
- 大腸癌のほとんどは腺癌

症状　下腹部痛，大便が細くなる，便秘または下痢，血便（トイレでお尻を拭いたとき，紙に血がついて気づくことが多いです）

《ポイント》　大腸癌の症状：腹痛，便通異常，血便

診断
1) **便潜血**：血便の割合が多いので調べます．
2) 注腸造影で壁不整（凸凹），**apple core sign**（リンゴの芯様像，図 6・11）を呈します．

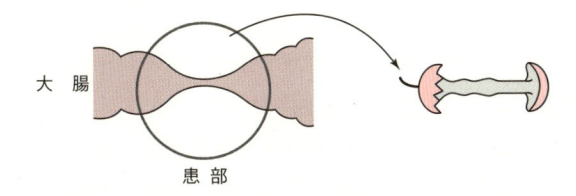

図 6・11　注腸造影（apple core sign）　丸で囲んだ部分がリンゴをかじったあとの芯と似ているところから apple core sign と名づけられた．

3) 直腸指診で触知をしてみます．大腸癌を疑った場合は，内視鏡検査および生化学検査を行います．
4) **CEA**が高値を示します（CEAは胃癌や大腸癌になったときに値が上昇する腫瘍マーカー）．

治療指針 　手術が中心です．早期癌では内視鏡的に手術することも可能です．この場合は開腹手術をしなくてすむので，体力的に耐えられるかどうかが心配な患者でも可能です．

進行癌の場合は開腹手術により大腸を切除することになります．切除する部位が肛門部に近い場合は，**人工肛門**になる可能性が出てきます．その場合は，人工肛門の手入れの仕方などを退院前に指導することになります．また，永久的に人工肛門になったときは，自分の意思で申請により**身体障害者手帳**を受け取ることができ，身体障害者に認定されます．身体障害者に認定されると，税金などの優遇措置があります．

　　肝臓は働きものの器官であって，栄養を代謝する働きと，異物の解毒という，いずれも，生命活動の根幹になる働きを担っています．"肝心"という言葉は'大変重要'という意味で，肝臓と心臓が'体の中心'であることを示しています．その働きと病気について以下に解説します．
　　一方，膵臓は，消化酵素やホルモンをつくる大事な器官です．膵臓がいたんでくるとさまざまな病気になり，それらの治療は決して簡単ではありません．日ごろの生活習慣や飲食，そしてストレス，薬の使用がこれらの器官に及ぼす影響は計り知れません．膵臓の病気については内分泌の病気（第10章）で紹介しています．

肝炎
Hepatitis

基礎知識 　ここで説明する**肝炎**は**ウイルス**による肝炎（**ウイルス性肝炎**）です．以前はアルコールによるものをアルコール性肝炎といい

肝　炎

ましたが，今ではアルコールによるものはアルコール性肝障害，薬であれば薬剤性肝障害とよんでいます．まれに自己免疫異常による肝炎がありますが，ここではウイルス性肝炎について学習していきましょう．

　肝臓の細胞に感染するウイルスを**肝炎ウイルス**といいます．ここでウイルスの性質についていくつか確認しておくことにしましょう．まず，一つ目はウイルスの種類によって感染する細胞が決まっているということです．たとえば肝炎ウイルスであれば肝細胞，エイズで知られるHIVならヘルパーT細胞などのように感染する細胞が決まっているのです．これはウイルスと細胞の相性（ウイルスと宿主の関係）だと理解して下さい．

　また，肝炎ウイルスの特徴は感染した宿主の肝細胞を破壊しないということです．HIVであればヘルパーT細胞に感染したあと，この細胞を破壊してしまいます．このように，肝炎ウイルスはある意味，とてもたちのよいウイルスといえるでしょう．それなのになぜ肝炎を起こすのでしょうか．これは自分でないもの（非自己）を排除しようとする仕組みである免疫（キラーT細胞が活躍する細胞性免疫，§2・16参照）の作用が働いてしまうからです．細胞の中にまで感染したウイルスは，もう細胞ごと破壊するしか取除く手立てがありません．そこで起こるのが肝炎なのです．

表6・2　肝炎ウイルスの特徴

	A 型	B 型	C 型
核酸型	RNA	DNA	RNA
感染経路	経口	血液	血液
肝炎の経過	急性のみ 慢性化なし	急性多い 一部慢性化	急性少ない 慢性化多い
発癌	なし	やや多い	多い 肝硬変から肝癌

　ウイルスは**DNA**か**RNA**のどちらか一方しかもっていないということも特徴の一つです．肝炎ウイルスはA，B，C，D，E型の五つが有名ですが，このなかで，B型だけがDNAをもっていて，残りはすべてRNAをもっています．五つのなかで有名なものがA，B，C型です．それぞれの特徴を表6・2にまとめておきましょう．

表6・2から，**急性肝炎**が起こる型ほど治癒していることがわかります．急性肝炎が起こるということは，ウイルスが潜んでいた細胞が免疫系によって急激に破壊され，同時にウイルスも死滅するからです．つまり，急性肝炎が起こると結果的にはウイルスの排除に成功したことになり治癒に向かいます．

では，なぜ急性肝炎の起こる割合がウイルスの種類によって異なるのでしょうか．これは，免疫を担当する**キラーT細胞**のウイルスの発見のしやすさの違いからきています．つまりA型は見つけやすく，C型は見つけにくいのです．

> **ポイント**
> - ウイルスは感染する細胞が決まっている
> - ウイルス性肝炎は免疫の働きで発症する
> - 肝炎の特徴
>   A型肝炎：急性肝炎のみ，慢性化しない
>   B型肝炎：多くが急性肝炎，一部が慢性肝炎
>   C型肝炎：一部が急性肝炎，大部分が慢性肝炎

症状　初　期：発熱，全身倦怠感，悪心，嘔吐，食欲不振
晩　期：**黄疸**，肝腫大などになる．

診断　1) **AST，ALT***の値の上昇：肝細胞にはASTやALTという酵素が多く含まれていて，肝細胞が破壊されると，それらの酵素が血液中に逸脱してきます．（このように細胞によって多く含まれている酵素が異なっていて，逸脱する酵素から障害を受けている臓器を特定できます．）
2) 肝生検による病理学的診断
3) 免疫血清学的検査
　　A型：IgM型HA抗体
　　B型：HBs抗原
　　C型：HCV-RNA

上記のものはそれぞれのウイルスの存在を示すウイルスマーカーであり，陽性反応からウイルスの種類を決定することができます．

---

*　AST：アスパラギン酸アミノトランスフェラーゼ．GOTともいう．
　　ALT：アラニンアミノトランスフェラーゼ．GPTともいう．

> **ポイント**
> - 肝炎の症状：黄疸，肝腫大など
> - 肝炎の診断：検査データ（AST，ALT）の上昇

治療指針　インターフェロンによる治療が主流ですが，最近はより効果的な薬物治療についても報告されています．

　インターフェロンはウイルスに感染した細胞が自らウイルスの増殖を防ぐ目的で産生する物質です．これを人工的につくって薬にしたものをウイルス肝炎治療薬として使っています．この薬は副作用に十分注意する必要があります．

> **ポイント**　肝炎の薬物治療：主流はインターフェロン

肝硬変・肝癌
Liver cirrhosis・Liver cancer

肝硬変は，肝小葉という肝臓の基本構造が線維に取囲まれ，血流が渋滞し，破壊される肝細胞が増えて，肝臓が硬化し，縮小して，機能が低下するものです．

基礎知識　肝臓はとても再生能力に富んだ臓器です．肝炎によって細胞が破壊されたとしても，肝細胞は再生してきます．ただ，これを繰返すとやがて**肝硬変**になってしまうのです．たとえていえば，町が破壊されて家を建て直すのですが，これを何回も繰返しているうちに，家が斜めに建てられてしまったり，道に飛び出して建てられてしまったりします．この状態が肝硬変です．肝硬変になると**肝癌**になりやすくなります．

原因　肝癌の原因は肝炎ウイルスの感染です．慢性肝炎，肝硬変が進行して肝癌になります．

症状　肝硬変になると，さまざまな症状が現れます．それは肝臓の働きが軒並み低下してしまうせいなのです．たとえば，肝臓でつくられる**アルブミン**が血中で少なくなるので**浮腫**が起こります．血液が薄くなったために，水分を血中に引っ張れなくなるからです．また，肝臓でつくられている**血**

液凝固因子が多数ありますが，肝障害になるとこれら血液凝固因子ができないので出血しやすくなります．

肝臓の仕事にはほかにアンモニアを**尿素**に変えて無毒化する働き（**解毒**）があります．肝機能が低下してこの仕事ができなくなると，アンモニアの影響でわけのわからないことを口走ったり，ひどくなると昏睡状態になって最終的には死に至ることもあります．これを**肝性脳症**とよんでいます．

(a) 正常時　　　　　　　　(b) 食道静脈瘤を生じたとき

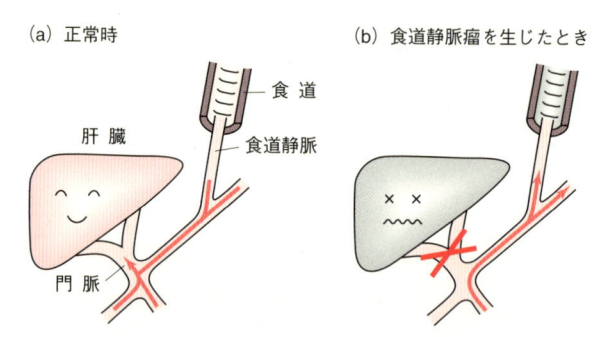

図6・12　正常時（a）および食道静脈瘤発症時（b）の静脈の流れ　肝硬変になると肝臓に流れにくくなった血液が食道静脈に流れ込み，食道静脈瘤の発生をひき起こす．

さらに，肝硬変になると肝臓の血液の流れが悪くなり，肝臓に流れるはずの血液が食道静脈などに流れ込むようになります（図6・12）．**食道静脈瘤**ができてときに破裂して出血性ショックを起こしたり，血液が肺に流れ込んで窒息して死亡することもあります．

> **ポイント**
> ● 肝硬変の症状
> ・低アルブミン血症：浮腫
> ・血中アンモニア上昇：肝性脳症
> ・血液凝固因子減少：出血傾向
> ・食道静脈瘤：ときに破裂して出血性ショックを起こす

診断　超音波検査，CT検査，腫瘍マーカー（α-フェトプロテイン，PIVKA-Ⅱ）上昇

治療指針

1) 肝切除
2) 経皮エタノール注入療法：肝癌の細胞をエタノールを注入して死滅させます．
3) TAE（経カテーテル肝動脈塞栓術）：肝臓の血管を閉塞させて肝癌の細胞を死滅させます．癌細胞も血液から栄養を受け取っています．いわゆる兵糧攻め作戦です．

7 呼吸器系の病気

人間の生命活動は，酸素呼吸によって維持されています．
呼吸器は肺とそれに至る気道から成り立ちます．呼吸器は，空気から酸素を取入れ，組織に送り，酸化反応をしてエネルギーをつくったのち，組織から二酸化炭素を運んで外へ吐き出すという"ガス交換"をしています．

気管支喘息
Bronchial asthma

基礎知識 空気の通り道を**気道**といい，さまざまな原因で気道の障害が起こります．**気管支喘息は下気道**（図7・1a）が狭くなり呼吸困難になる疾患です．気管支喘息の特徴として，気管筋の収縮，気管支粘膜の浮腫，粘稠な痰がからむ，の三つがあげられます（図7・2）．また，気道は炎症を起こし過敏になり，可逆性の**気道狭窄**（気道が狭くなること）を起こします．

気道が狭くなるのは一時的なものですが，息を止めていられる時間には限界があるので窒息して死亡することもあります．気管支喘息は年間約数千人の方が死亡する重篤な疾患です．

ポイント
- 気管支喘息の特徴 ─┬─ 気管筋の収縮
　　　　　　　　　　├─ 気管支粘膜の浮腫
　　　　　　　　　　└─ 粘稠な痰
- 気管支喘息の発症機序
　気道反応性亢進 → 可逆性気道狭窄 → 呼吸困難

気管支喘息

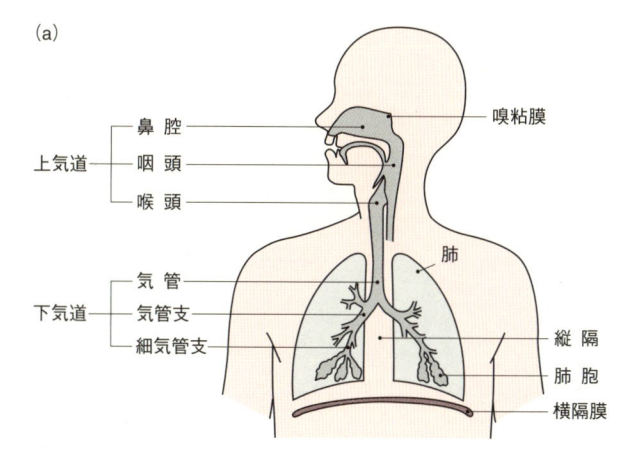

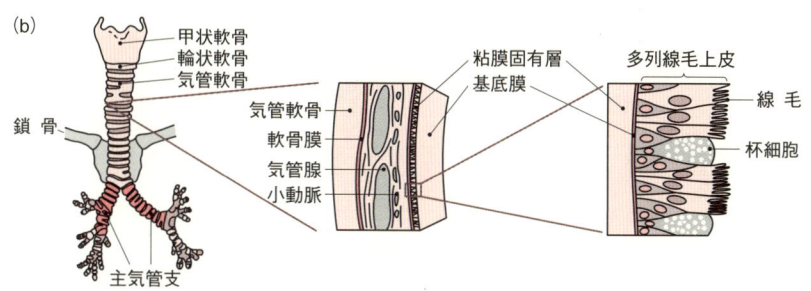

図7・1 呼吸器の構造 (a) 鼻腔, 咽頭, 喉頭までを上気道, 気管, 気管支, 細気管支を下気道という. (b) 主気管支は右側の方が太く, 短く, 傾斜が急である. 左側に心臓が寄っているためである.

原因 気管支喘息と関連する原因物質（ケミカルメディエーター）について解説します.

気道には**気管筋**という筋肉があって, これは自分の意思では動かすことのできない平滑筋です. 気管筋が収縮すると気道が狭くなり呼吸がしにくくなるわけですが, 気管筋を収縮させる物質に**ヒスタミン**があります. ヒスタミンは**アレルギー**反応が起こるときに体内に放出される物質です. 気管支喘息はアレルギーが疾患の根本原因になっていることが多いです. 花粉, ダニ, ハウスダスト, ペットの動物の毛などが原因（アレルゲン）となり, 喘息の発作をひき起こす場合があります. また, 激しい運動や冷たい空気で喘息を起こすこともあ

ります．これは，運動中の激しい空気の流れによる刺激や，冷たい空気が気道を通ったときの刺激（寒冷刺激）によって，ヒスタミンが遊離してくることがあるからです．ヒスタミンが原因となる外因性喘息は小児に多くみられます．

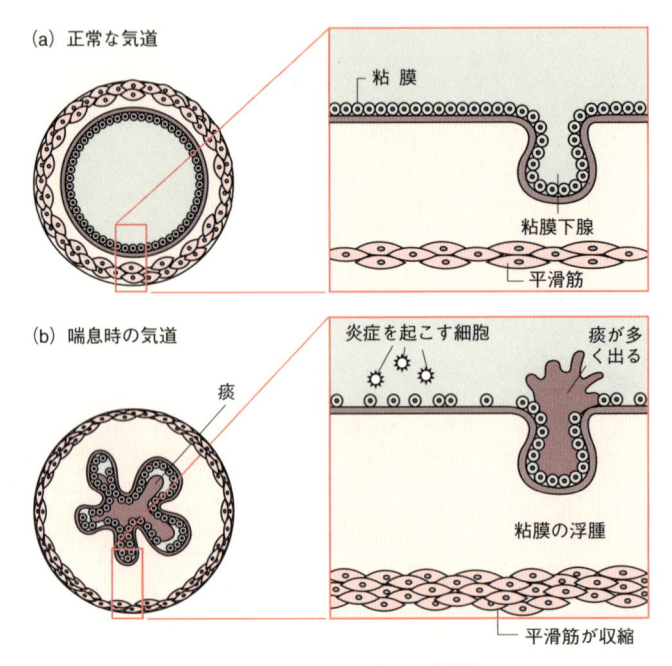

図7・2　気管支喘息の病態

さらに解熱鎮痛薬を使用すると気管筋を収縮させる物質である**ロイコトリエン**が産生されることがあります．このような解熱鎮痛薬の使用が引き金になって起こる喘息は，代表的な薬の名をつけて**アスピリン喘息**とよんでいます．

一方，内因性の喘息として**副交感神経**（迷走神経）の興奮によって起こる喘息があります．副交感神経が興奮すると神経の末端から**アセチルコリン**という物質が出てきます．このアセチルコリンに気管筋を収縮させる働きがあります．アセチルコリンの増加による内因性の喘息は成人に多いです．

また，喘息の発作は明け方に起こりやすいことが知られています．これは寝ているときは，自律神経の副交感神経が興奮しており，神経の末端からアセチルコリンが分泌されていて，気管筋が収縮しやすい状態になっているからなの

です．自律神経の交感神経が興奮しやすい日中には，交感神経の末端から気管筋を弛緩させる働きをもつ**ノルアドレナリン**が分泌されています．睡眠中は交感神経の興奮が低下しているので，ノルアドレナリンの分泌が低下します．気管がさらに収縮しやすい状態になっているのです．

> **ポイント**
> - 気管支喘息の原因
>   - 外因性喘息：アレルゲンなどによりヒスタミンまたはロイコトリエン増加
>   - 内因性喘息：迷走神経反射 ➡ アセチルコリン分泌
>   （喘息はアレルギーによって起こるものが多い）
> - 気管支喘息の好発年齢
>   - 外因性（ヒスタミン増加） ➡ 小児に多い
>   - 内因性（アセチルコリン増加） ➡ 成人に多い
> - 喘息の発作は明け方起こりやすい．（季節では秋に起こりやすい）

症状 気道が狭くなった結果，気管が笛のようになりヒューヒューと音が出るようになります．これを**喘鳴**(ぜんめい)といいます．気道が狭くなるので**呼吸困難**になりますが，特に呼気時（息を吐き出すとき）にうまく息を吐き出せません．その理由は，呼気時は**横隔膜**＊が上にせり上がり，肺を周りから圧

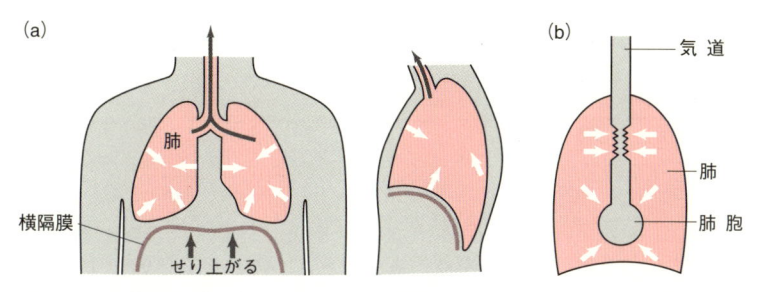

図7・3　呼気時の肺　(a) 呼気時には横隔膜が弛緩してせり上がる．(b) 周りの空気が圧縮されることにより肺胞が押し潰されて肺胞の中の空気が外に出ていく．その際，狭くなっている気道が周りの空気で押し潰され，息が吐き出せなくなる．

＊　横隔膜は骨格筋の仲間であり，収縮すると下に下がり吸息が行われ，弛緩すると上に上がり呼息が行われる．

迫して肺の中の肺胞を圧縮して外に空気を押し出すことになります（図7・3 a）が，そのとき狭くなっている気道が図7・3（b）のように圧迫されて閉塞してしまうからです．

>ポイント
>- 気管支喘息の症状
>   ・呼気性呼吸困難 ← 吸気より呼気が困難
>   ・喘 鳴 ← ヒューヒュー音がする

診 断 1) 免疫ブログリンE（IgE）抗体上昇，好酸球上昇
2) 皮膚スクラッチテスト

治療指針 1) 薬物治療：症状の程度に応じて薬物治療をします．
2) 重症発作，発作重積状態の治療：脱水に注意します．
　飲水ができれば飲水させ，できなければ点滴で水分を補給します．これにより脱水状態が改善し，また痰の粘稠度が水分で低下するので，痰が排出されやすくなります．
3) 発作予防のための治療：症状に応じて気管支拡張薬や抗ヒスタミン薬を投与します．

肺気腫
Pneumonectasia

基礎知識 肺気腫は末梢の気腔が異常に拡大した状態であり，**肺胞壁の破壊**を伴います．**喫煙**が原因であるものが最も多いです．

　肺胞にはもともと収縮しようとする力があって，その収縮力により周りの気道は拡張しやすくなっています．肺胞壁が破壊されると肺胞が大きく広がり気道を圧迫してしまいます（図7・4）．さらに呼気のときは肺の内圧が上昇するため（図7・3b参照），気道が閉塞し呼気が行いにくくなります．このことより**閉塞性呼吸障害**ともいわれます．

肺気腫

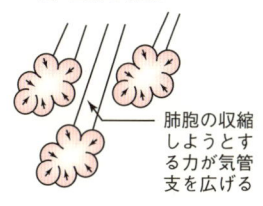

(a) 正常な肺胞　　(b) 肺気腫の肺胞

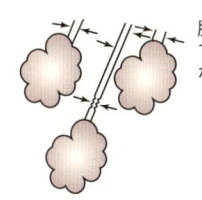

肺胞の収縮しようとする力が気管支を広げる

肺胞壁が壊れると収縮する力が失われ、気道が押し潰されてしまう

図7・4　正常時（a）および肺気腫発症時（b）の肺胞の状態

> **ポイント**
> ● 肺気腫は閉塞性呼吸障害
> ● 原因の多くが喫煙 → 肺胞壁の破壊

症状　労作時呼吸困難（呼気時に気道が閉塞しやすくなるため），脱水症状

診断

● **1秒率の低下**

　1秒量（1秒間で吐き出せる量）が減少します（呼気時に気道が閉塞しやすくなるため）．1秒量が低下するということは，**1秒率**も低下します．

$$1秒率 = \frac{1秒量}{努力性肺活量} \times 100$$

　1秒率が正常時の70％を下回ったとき，閉塞性呼吸障害とみなします．たとえば，肺活量（図7・5のスパイログラム参照）が4L，1秒量が3Lであれば，1秒率は

$$\frac{3\,\mathrm{L}}{4\,\mathrm{L}} \times 100 = 75\,\%$$

となります．

● **ビア樽状胸郭**

　肺胞壁が破壊されることにより，肺の過膨張が起こり胸幅が厚くなります．形状から**ビア樽状胸郭**とよんでいます．また，患者は**口すぼめ呼吸**をしているか，または口すぼめ呼吸をするように勧められます．口をすぼめて息を吐き出

すことによって，抵抗を受けた空気の流れが横に進むようになります．この力が気道を押し広げることになるのです．

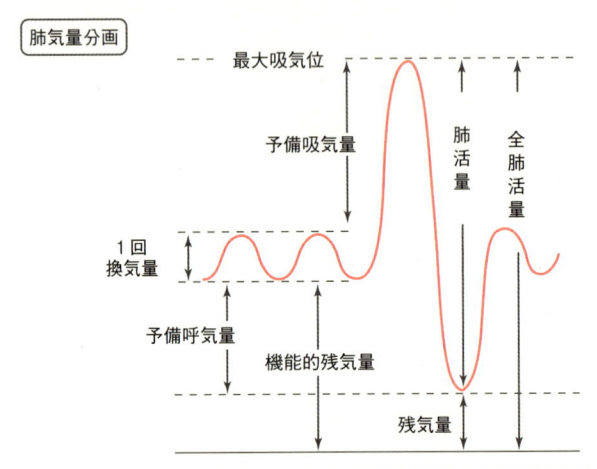

肺気量分画

呼吸数	1回換気量	肺活量	予備吸気量	予備呼気量	残気量
12〜20回/分	0.5 L	3.5 L	2 L	1 L	1 L

肺活量 ＝ 1回換気量 ＋ 予備吸気量 ＋ 予備呼気量

図7・5 肺気量分画 上のグラフはスパイログラムといって，呼吸の様子を表したものである．

● ば ち 指

ばち指になることがあります．ばち指とは指の先が太鼓のばちのように膨らむことです（図7・6）．

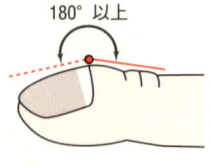

図7・6 ば ち 指

長期にわたる酸素不足により起こる特徴的な肺疾患の外観所見として知られています．慢性化した酸素不足により毛細血管が発達して栄養分が運ばれて指の先が発達したと考えられています．

> **ポイント**
> ● 肺気腫の診断
>   ① 1秒率が低下する
>   ② ビア樽状胸郭やばち指になることがある
>   ③ 口すぼめ呼吸で楽になる

治療指針

1) **禁煙指導**を試みます．改善することはありませんが，悪化するのを遅らせることができます．
2) **腹式呼吸**を練習します．腹式呼吸とは横隔膜を上下運動させる呼吸法です．コツは息を吸ったとき，お腹が膨らむようにすることです．（横隔膜が下がると内臓が下に押し下げられ，行き場を失った内臓が前に出るのでお腹が出ます．）
3) 気管支拡張薬の使用
4) 在宅酸素
5) 肺移植

> **ポイント** 肺気腫では禁煙と腹式呼吸が大切

肺癌（はいがん）
Lung cancer

原因

肺癌は肺にできる悪性腫瘍（悪性新生物，癌）です．2011年現在，わが国における死亡原因の第1位は癌です．その癌のなかでも第1位が肺癌です．**タバコ**に含まれる**発癌物質**がおもな原因です．その他の原因としては，大気汚染，アスベスト，遺伝要因などがあげられます．

肺には**ガス交換**をするために多くの血液が集まります．二酸化炭素を多く含んだ静脈血を，酸素を多く含んだ動脈血に変える臓器が肺です．内臓の癌細胞が血液の流れにのって肺に運ばれて転移（**血行性転移**）して肺癌*になること

---

* 正確には転移性肺癌とよばれる．これに対して，もともと肺から発生した癌は原発性肺癌とよばれる．

があるのはこのためです．胃癌，大腸癌などが転移してくることがあります．

一方，肺は静脈血を動脈血にして心臓に戻し，心臓から再び全身に血液が送られていきます．そのとき，肺の癌細胞が脳に運ばれ（**脳転移**），肺癌が転移して脳腫瘍になることがあります．

● **ブリンクマン指数**

1日に吸ったタバコの本数と喫煙年数の積が 400 を超えると，肺癌のリスクが高まることが知られています．600 を超えると高度危険群になります．

ブリンクマン指数 ＝ 1日のタバコの本数 × 喫煙年数

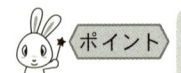

> ポイント
> - 肺癌は消化器系の癌が転移して発症することがある（血行性転移）
> - 肺癌が転移性脳腫瘍になることがある（脳転移）
> - ブリンクマン指数では 400 に注意．日ごろの禁煙が大切

分類　肺癌の大まかな分類と癌の好発部位，特徴を表 7・1 に示します．

表 7・1　肺癌の分類

癌の分類	小細胞癌	非小細胞癌		
		扁平上皮癌	腺癌	大細胞癌
好発部位	肺門部	肺門部	末梢肺野	末梢肺野
頻度	約 15 %	約 35 %	約 45 %	約 5 %
喫煙の影響	大いにあり	あり		
咳・血痰	早期より顕著（肺門部なので刺激を受けやすい）	早期は目立たない		
特徴	転移しやすい　予後不良	―	女性の肺癌の 70 % を占める	―
治療	抗癌剤　放射線療法	手術療法が基本		

肺　癌

肺癌は**小細胞癌**と**非小細胞癌**の二つに大きく分類することがあります．これは癌の悪性度によるものです．小細胞癌は増殖速度が速く，しかも転移しやすく予後不良です．抗癌剤・放射線療法によく反応しますが，癌に効果があっても予後は不良であることに注意して下さい．非小細胞癌はさらに**扁平上皮癌**，**腺癌**，**大細胞癌**の三つに分けられます．

> **ポイント**
> ● 肺門部にできる癌（小細胞癌・扁平上皮癌）
> 　・咳や血痰が目立つ
> 　・特に喫煙の影響で発症

症状　咳や血痰以外の肺癌の症状には，ばち指（図7・6参照），反回神経麻痺（図6・6参照），パンコースト症候群＊，上大静脈症候群などがあります．

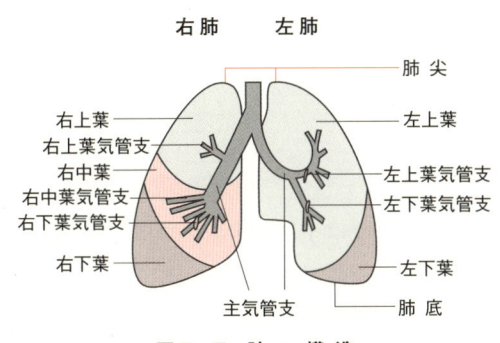

図7・7　肺の構造

右肺　左肺
肺尖
右上葉　　左上葉
右上葉気管支
右中葉　　左上葉気管支
右中葉気管支
右下葉気管支　左下葉気管支
右下葉　　左下葉
主気管支　肺底

肺の上端（肺尖部，図7・7）は鎖骨の上（首の付け根）にあります（図7・1a参照）．そのため肺尖部が癌になると，首の付け根を通っている神経や血管にさまざまな障害が出てきます．代表的なものが反回神経麻痺や上大静脈症候群です．

＊　頸部交感神経節への癌の浸潤によって起こる瞳孔縮小などの症状である．

8 感 染 症

　感染症については，すでに第1章，第3章で解説しましたが，ここではもう一度，感染症の基本を思い出しましょう．感染症は外部から侵入した病原体に感染して起こる疾患です．大変身近なものから未知のパンデミック（世界的大流行）の原因まで，幅広い病気が知られ，恐れられたりしています．人類の歴史は感染症との闘いだったともいわれています．感染症は，原因をつかみ，対策を立てることが可能な時代になっています．

インフルエンザ
Influenza

基礎知識　インフルエンザは**インフルエンザウイルス**の感染によってひき起こされる感染症で，通常のかぜ（感冒）とは違い，高熱症状が特徴です．**ウイルス**は病原微生物（病原体）の一つです（§3・3参照）が，細胞（宿主）に感染しないと生きていけないという点で**細菌**とは異なります．ウイルスが生きていくためには生きている細胞への感染が必須条件なのです*．ウイルスが細胞に侵入するとその細胞の働きが低下してしまったり，ウイルスの種類によっては癌をひき起こしたりします．最悪の場合は死を招くことになります．

　インフルエンザウイルスにはA，B，C型があり，特にA型が大流行を起こします．また，インフルエンザウイルスは**変異**とよばれる現象を容易に起こしま

---

* 大きさから考えるとウイルスの方が小さいので，ウイルス（数十 nm～数百 nm）から細菌（1～10 μm）へと進化してきたように思えるかもしれないが，ウイルスは細胞がなければ生きていけないので，細菌が誕生した後に地球上に出現したと考えられている．

す（コラム2参照）．つまり，姿形を微妙に変えていくのです．そうなるとせっかくウイルスに対する**抗体**をつくっても，すぐ役に立たなくなってしまうのです．

> **ポイント**
> - インフルエンザはインフルエンザウイルスによる感染症
> - ウイルスは細胞に侵入して生きていく
> - ウイルスは変異が激しい

症状 突然の**高熱**，**筋肉痛**，関節痛を特徴とします．ほかには咳，咽頭痛，頭痛，倦怠感などが随伴症状として現れます．合併症としてインフルエンザ脳症がみられることがあります．

> **ポイント**
> - インフルエンザの症状：突然の高熱，筋肉痛
> - 合併症：インフルエンザ脳症

診断 免疫・血清学的検査で判定します（§1・3・1）．最近は，簡易迅速検査によって，10〜20分程度でA型かB型か判断できます．

治療指針 2日以内であれば，**オセルタミビルリン酸塩**（商品名タミフル）や**ザナミビル**（商品名リレンザ）が効果を発揮します．2日と

コラム2　新型インフルエンザと高病原性鳥インフルエンザ

わが国がインフルエンザパニックに陥ったことがあります．**高病原性鳥インフルエンザ**が中国から大流行するかもしれないというものです．しかし，実際は皮肉にも**ブタインフルエンザ（H1N1）**がメキシコから大流行しました．

インフルエンザウイルスはもとはトリやブタなどの家畜の感染症でした．しかし，中国では人はトリやブタと一緒に暮らしていることから，いつの間にかウイルスが変異を起こし，トリからヒト，ブタからヒトへ感染できるようになってしまったのです．それがさらに変異を起こし，ヒトからヒトへ感染するようになるのは時間の問題だと考えられています．特に高病原性鳥インフルエンザはトリが感染した場合は致死率が非常に高く，ヒトへの感染において高い毒性を保ったままかどうかが注目されています．毒性が減少しなかった場合は，非常に致死率の高いインフルエンザが大流行する可能性が出てくるのです．

いうのは，インフルエンザウイルスが増殖して細胞の中から大量に出てくるのに2日かかるので，その前に増殖を阻止しようということです．

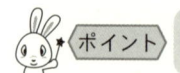

ポイント インフルエンザの治療薬：オセルタミビルリン酸塩，ザナミビル

予防 流行する時期の1～2カ月前に**インフルエンザワクチン**の予防接種を行います．ワクチンの接種は強制ではなく，自己判断で行われていますが，効果の持続期間は接種後約2週間後～約3～4カ月程度であり，また，流行するウイルスの種類は毎年同じではないので，もし予防接種をするのであれば，毎年行う必要があります．

結核
Tuberculosis

基礎知識 **結核**は**結核菌***の感染によってひき起こされる感染症です．すでに§3・6・2で説明したように，結核は今から70年ほど前（1945年前後）は死亡原因第1位の国民病でした．2010年では結核の死亡順位は第26位であり，第1位が悪性新生物（癌）であることを考えると，この半世紀くらいで，公衆衛生の改善や医療技術の進歩などにより，結核などの感染症が減少し，一方，食生活，運動，喫煙，飲酒，休養，ストレスなどの生活習慣が原因で起こる病気が増えてきたといえるでしょう．

死亡原因の順位が大きく後退した理由としては，公衆衛生の改善もさることながら，**予防接種**（BCG）の普及や抗菌薬の開発があげられるでしょう．しかし，2010年現在でも結核は年間でおよそ28,000人が新たに罹患し，死亡者数はおよそ2100人にのぼっています．世界を見渡せば人類のおよそ1/3にあたる20億人が感染しているといわれています．このなかには発病していない人（このような状態を不顕性感染という）も含まれていますが，わが国にとっ

---

* 結核菌はコッホによって発見された．コッホの弟子には北里柴三郎（北里大学の創始者）がいる．

結 核

ても，世界全体としても，無視することのできない重大な感染症なのです．

> **ポイント** 結核は過去の病気ではない

原因 結核は結核菌の感染によってひき起こされます．結核菌は**グラム陽性桿菌**（§3・3参照）に分類され，さらに特徴として，**偏性好気性菌**であり，**抗酸菌**であり，**細胞内寄生菌**です．偏性好気性菌とは酸素がないと増殖できないということです．結核菌は酸素が大変好きなので肺が最も住みやすく，そのため**肺結核**が有名なのです．抗酸菌とよばれるのは，細菌を顕微鏡で見るときに色素で染めて見やすくすること（染色）があるのですが，普通であればいったん染色された菌は酸やアルコールで脱色されるのに，脱色されにくい性質があるからです．細胞内寄生菌とは，普通の菌なら細胞に寄生せず単独で生息していますが，結核菌は細菌であるにも関わらず細胞内に寄生する菌だということです．

このように，結核菌は他の菌と比べて一風変わった菌であるといえます．

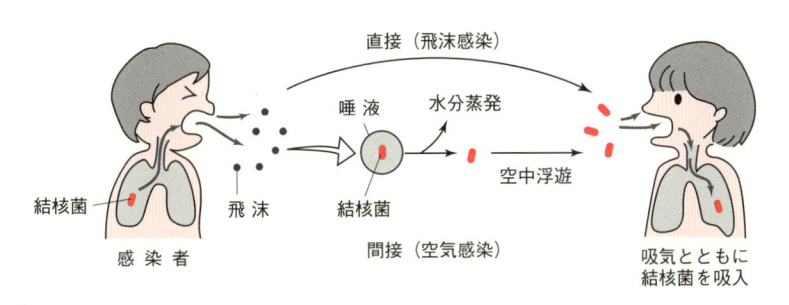

図8・1 結核菌の感染

結核菌は**飛沫感染**[*1]や**空気感染**[*2]で感染します（図8・1）．感染者が咳をしたときに菌は唾液と一緒に体外に飛び出し，やがて唾液が蒸発して菌だけが空中を浮遊するようになります．吸気とともに結核菌を吸入し，菌が肺で生息

[*1] 飛沫感染：排菌している人の咳やくしゃみに伴う唾液のしぶきに含まれる菌を吸い込むことによる感染．
[*2] 空気感染：しぶきの水分が蒸発した飛沫核に含まれる菌を吸い込むことによる感染．

するようになると感染が成立するわけです．

　ただ，実際には100人が結核菌に曝露されたとしても感染するのはおよそ30人です（図8・2）．そしてそのなかで発病する（一次結核という）人はおよそ1.5人と考えられています．残りの人たちの多くは自然に治りますが，数年後～数十年後，およそ1.5人が発病する（二次結核）ことになります．発病するのは体の抵抗力が低下している人たちです．

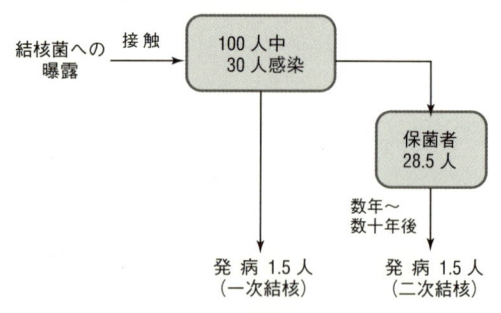

```
                     接触    ┌──────────┐
結核菌への  ────→  │ 100人中  │
  曝露              │ 30人感染 │
                    └────┬─────┘
                         │         ┌──────────┐
                         │         │ 保菌者   │
                         └────────→│ 28.5人   │
                         │         └────┬─────┘
                         │              │ 数年～
                         │              │ 数十年後
                         ↓              ↓
                    発病 1.5人     発病 1.5人
                    （一次結核）    （二次結核）
```

図8・2　一次結核と二次結核

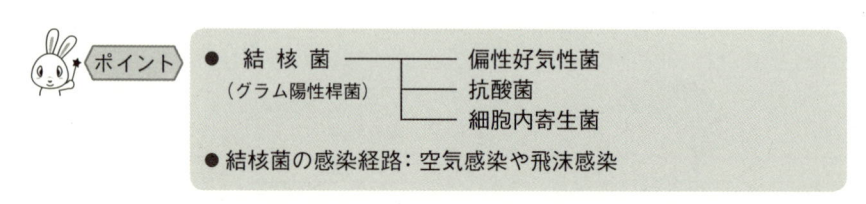

ポイント
- 結核菌 ──┬── 偏性好気性菌
  （グラム陽性桿菌）├── 抗酸菌
  └── 細胞内寄生菌
- 結核菌の感染経路：空気感染や飛沫感染

症状　微熱が続く，咳や痰，血痰が出る，などが特徴的です．微熱が2週間以上続き，咳・痰が出るときは結核を疑った方がよいです．その他，全身倦怠感，体重減少，喀血などがあります．

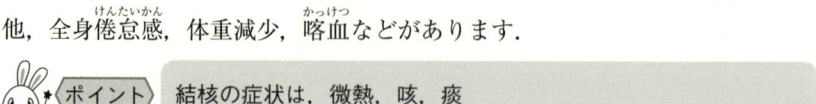

ポイント　結核の症状は，微熱，咳，痰

診断　ツベルクリン反応：精製ツベルクリンを腕に注射し，48時間後の発赤の長経で判定します．発赤が9 mm以下であれば陰性で，結核菌感染が否定されます．

治療指針　複数の抗結核菌薬を組合わせて投与します．

院内感染
Hospital-acquired infection

基礎知識 　**院内感染**とは，一般の世の中で起こる感染症ではなく，医療機関の中で起こる感染症です．医療機関で病原体（細菌・ウイルスなど）に感染することすべてを指すのでかなり幅広い話になるのですが，ここではまず最も重要な**日和見感染**について説明し，その後，その他の院内感染について少しふれます．

分類

● 日和見感染

　医療機関には体力の低下した患者が数多く入院しています．体力の低下した患者とは，大手術をした患者，**抗癌剤**や**ステロイド剤**，**免疫抑制剤**などを投与されている患者，免疫不全疾患などに罹患している患者を指します．筋力や肺活量などが低下した患者のことではありません．**免疫力が低下している**ということです．免疫力とは，細菌やウイルスなどの病原体に感染しないように，白血球を中心にこれら病原体と闘う力のことです．

　体力の低下した患者は，健常人なら感染しないような病原体に感染しやすくなっています．このような人を**易感染宿主**（コンプロマイズドホスト）といい，このような感染を"**日和見感染**"とよんでいます．具体的には，緑膿菌，カンジダ，黄色ブドウ球菌などのような，どこにでもいる菌（常在菌）が病原性を現すことです．

　ここで，薬による免疫力の低下について，少し説明します．まず抗癌剤ですが，抗癌剤の多くは癌細胞のように細胞分裂の盛んな細胞の分裂を阻害して効果を発揮するわけですが，癌細胞と正常な細胞の区別ができません．そのため，細胞分裂の盛んな骨髄にも障害を与え，そこで産生されているすべての種類の血球が減少するという副作用を起こすのです．もちろん免疫の主役である白血球も減少するので，病原体と互角に渡りあえなくなってしまいます．また，ステロイド剤には抗体の産生を抑制する作用があります．（抗体とは病原体と結合して，病原体に勝手な振舞いをさせないようにするタンパク質でした

ね.）そのため免疫の働きが低下してしまうのです.

免疫不全疾患では，病原体を退治してくれるはずの白血球の働きが低下するので，感染症に罹患しやすくなります．免疫不全疾患には先天性（生まれつき）のものと，生まれた後に罹患する後天性のものがあります．後天性の代表が**後天性免疫不全症候群（エイズ，AIDS）**です（コラム 3 参照）.

● **その他の院内感染**

医療機関で感染を起こすことすべてが院内感染の対象であり，このなかには，患者の採血に使用した注射針を，他の患者や自分に誤って刺してしまうという**医療事故**も含まれます．このときは，血清（抗体）を注射して対応することになります.

> ポイント
> - 易感染宿主 ➡ 日和見感染を起こしやすい
>   ＝
>   通常なら感染しない病原体
>   に感染してしまうこと
> - 抗癌剤の副作用 ➡ 骨髄抑制 ➡ 白血球減少 ┐
> - ステロイド剤の副作用 ➡ 免疫抑制作用   ┴➡ 易感染状態
> - HIV に感染 ➡ 免疫力低下 ➡ 日和見感染（エイズ発症）

コラム 3　後天性免疫不全症候群（エイズ）

後天性免疫不全症候群は HIV というウイルスが CD4 陽性リンパ球（ヘルパー T 細胞）に感染して起こります．HIV は感染した CD4 陽性リンパ球の中で増殖し，最後は CD4 陽性リンパ球を破壊して中から出てきて，また他の CD4 陽性リンパ球に感染します．このようなことを繰返すうちにヘルパー T 細胞が減少し，ついには感染症にかかりやすくなったり，癌が発症しやすくなります．実はヘルパー T 細胞は癌細胞を殺すことに一役かっているのです．HIV に感染してもすぐエイズになるわけではありません．HIV に感染してからエイズになるまで数年から数十年かかることがあります．いま述べたような，HIV に感染してしばらくして感染症や癌にかかりやすくなった状態がエイズという状態です．このときに日和見感染に罹患しやすくなるのです.

食中毒
Food poisoning

原因　**食中毒**とは飲食物の摂取によって起こす中毒のことです．食中毒を起こす原因にはいくつかありますが，大きく分けて病原体によるものとそれ以外（自然毒・化学物質）によるものがあります．

病原体によるものは，細菌によるもの，ウイルスによるもの，寄生虫によるものに分かれ，細菌によるものはさらに**感染型**，**毒素型**に分かれます．これをまとめると表8・1のようになります．

表8・1　食中毒の全体像

病原体によるもの	細菌によるもの	感染型 (感染毒素型)	腸管内で増殖後 毒素産生 　例：腸管出血性大腸菌，腸炎ビブリオなど
		感染型 (感染侵入型)	原因菌が細胞を直接傷害する 　例：腸管病原性大腸菌，カンピロバクター，サルモネラ菌など
		毒素型	食品の中で毒素を産生 　例：黄色ブドウ球菌，ボツリヌス菌など
	ウイルスによるもの		ノロウイルス，ロタウイルスなど
	寄生虫によるもの		クリプトスポリジウムなど
病原体以外によるもの	自然毒		フグ毒（テトロドトキシン）によるもの 貝毒 毒キノコ　など
	化学物質		有害な金属など

〈ポイント〉　細菌性食中毒 ─┬─ 感染型
　　　　　　　　　　　　　└─ 毒素型

代表例　食中毒には表8・1のようにいろいろな原因があるので，学習するときは，どこに該当するのかを，まずこの表で確認しながら進めていくとよいでしょう．

ここでは発生頻度の高い食中毒について説明します．

● 腸管出血性大腸菌

大腸菌はその名のとおり腸の中に生息している腸内細菌の一つです．健康な人の腸内にはこのような病原性をもつ大腸菌はいませんが，ウシなどの動物の腸の中で生息しています*．**腸管出血性大腸菌**の種類もいろいろありますが，食中毒で有名な菌が **O157** や **O111** です．肉を扱う業者（問屋や焼肉店など）が加工する段階で病原性大腸菌で肉を汚染させてしまうことがあります．調理するときに火を通せば菌が死滅して食中毒にならずにすむこともありますが，菌で汚染された肉を生で食べたときはとても危険です．焼肉店でユッケによる食中毒事件が起こったこともありました．

腸管出血性大腸菌は，大腸，腎臓，脳に障害を与えやすい性質があり，**ベロ毒素**という毒素を産生して細胞を傷害します．ベロ毒素はこれらの部位の細胞と結合しやすい性質があるからです．大腸に結合して**出血性大腸炎**を，腎臓に結合して**溶血性尿毒症**を，脳の細胞に結合して**急性脳症**を発症します．

> ポイント
> ● 腸管出血性大腸菌感染症
>   ・原因菌：O157，O111
>   ・症　状：出血性大腸炎，溶血性尿毒症，急性脳症

● 腸炎ビブリオ

海産魚介類の生食が原因で起こる食中毒です．

腸炎ビブリオは**好塩性菌**といって，塩水の中で生息する菌です．したがって川魚が原因で起こることはありません．

かつてはわが国で最も多い食中毒といえば腸炎ビブリオによるものでした．それは日本人が刺身などの生魚を好んで食べていたからです．現在は肉類を食べることが多くなり，それにつれて腸炎ビブリオによる食中毒は減少しています．生魚をあまり食べない欧米では，腸炎ビブリオによる食中毒はあまり知られていません．このように食中毒は食文化を色濃く反映しているといえます．

腸炎ビブリオは小腸で増殖し，小腸粘膜に炎症を起こします．腹痛，吐き気，嘔吐に見舞われ，粘血便といって便に血が混じることもあります．

＊　不思議なことに，人に病気をひき起こすこの大腸菌が，動物では善玉菌の可能性がある．

> **ポイント** 腸炎ビブリオ：海産魚介類から感染する好塩性菌

● **カンピロバクター**

わが国で最も多い食中毒の原因菌が**カンピロバクター**です．この菌は家畜の腸管に生息していて，鶏肉や生乳などが加工処理の段階でこの菌に汚染されてしまうことにより食中毒が起こります．この菌が小腸の上皮細胞に侵入して細胞を破壊して消化吸収を妨げるために，腹痛，下痢，粘血便をひき起こします．

> **ポイント** カンピロバクター：鶏肉や生乳などの飲食により感染

● **サルモネラ**

サルモネラも動物の腸管内に生息している菌です．鶏卵や食肉類が感染源となるのは腸管出血性大腸菌やカンピロバクターと同じです．ペットが原因の場合もあります．

> **ポイント** サルモネラ：鶏卵や食肉類が感染源

● **黄色ブドウ球菌**

黄色ブドウ球菌は皮膚に住む常在菌です．驚かれるかもしれませんが，体には部位によって常在菌とよばれる菌が生息していて，逆に他の菌を寄せ付けないようにしているのです．

たとえば，コックや板前の手に傷ができて傷口の中でこの黄色ブドウ球菌が増殖してしまうことがあります．黄色ブドウ球菌は**エンテロトキシン**とよばれる毒素を産生し，下痢や嘔吐をひき起こします．やっかいなのはこの毒が**耐熱性**（熱に強い）ということです．通常は加熱調理をすれば食中毒を防げるのですが，エンテロトキシンには加熱調理が無効ということに注意しなければなりません．

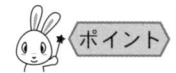

> **ポイント** ● 黄色ブドウ球菌
> ・エンテロトキシンとよばれる耐熱性の毒素によって発症
> ・耐熱性のため加熱調理が無効

8. 感染症

● ノロウイルス

　食中毒の原因となるウイルスはほとんどが**ノロウイルス**です．二枚貝（おもにカキ）の生食（火を通さず生で食べること）により起こることが多いです．この二枚貝にノロウイルスが生息しているのです．ノロウイルスは小腸の細胞の中に侵入して細胞を破壊します（図8・3）．そうなると小腸は食物を消化（吸収できる大きさになるまで分解すること）することができなくなり，また吸収もできなくなります．腸管の中でこのようなことが起こると，腸の中が消化吸収できない食物のために濃くなって（浸透圧の上昇），水が引き寄せられる（浸透現象，§1・4参照）ので，腸の中は水が多くなり下痢を起こしてしまうのです．激しい下痢が続けば体から水分がなくなり（脱水），時として命まで危うくなることがあります．

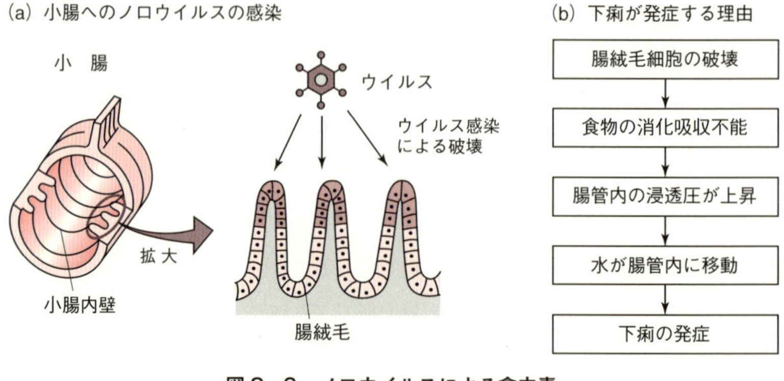

(a) 小腸へのノロウイルスの感染

小腸　ウイルス　ウイルス感染による破壊　拡大　小腸内壁　腸絨毛

(b) 下痢が発症する理由

腸絨毛細胞の破壊 → 食物の消化吸収不能 → 腸管内の浸透圧が上昇 → 水が腸管内に移動 → 下痢の発症

図8・3　ノロウイルスによる食中毒

> **ポイント**　ノロウイルス：二枚貝の生食により感染

症状　腹痛，下痢，嘔吐，血便など（表8・2）．

　すべての食中毒は，発症するまで潜伏期間があり，感染型の方が毒素型に比べると潜伏期間が長い傾向があります．毒素型の潜伏期間が短いのはすでに食物中にできている毒素が原因であって，菌の体内での増殖を必ずしも必要としないからです．

食　中　毒

診断　汚染食品，糞便から菌やそれぞれの菌に特徴的な毒素を検出します．食中毒のおもな原因微生物としては，ノロウイルスが全患者数の約 54 %，カンピロバクターが約 8 %，ウェルシュ菌が約 4 %となっています（厚生労働省，2010 年 食中毒統計調査より）．

表 8・2　代表的な食中毒の症状と治療

原因となる菌・ウイルス	症状（＋：あり，－：なし）			治　療
	腹痛・下痢	嘔　吐	血　便	
腸管出血性大腸菌	＋	＋	＋	輸液，抗菌薬
腸炎ビブリオ	＋	＋	＋	数日で自然治癒
黄色ブドウ球菌	＋	＋	－	輸液（毒素が原因なので抗菌薬は無効）
カンピロバクター	＋	＋	＋	輸液，重症時に抗菌薬使用
サルモネラ	＋	＋	＋	輸液，重症時に抗菌薬使用
ノロウイルス	＋	＋	－	輸液

治療指針　輸液，抗菌薬など（表 8・2 参照）．

食中毒のときの下痢には下痢止め（止瀉薬）を使用してはいけません．菌や菌の産生する毒素が体内に留まってしまうからです．

9 生殖器の病気

　この章では，女性に特徴的な病気と男性に特徴的な病気について代表的なものを取上げます．女性特有の病気は女性だけの器官，女性生殖器とその調節物質によるものであり，男性特有の病気は男性生殖器とその調節物質の病気ということになります．女性の場合は子宮・乳房，男性の場合は前立腺が重要な器官です．

乳癌/子宮癌
Breast cancer/Uterine cancer

基礎知識　**乳癌**とはその名のとおり乳房に発生する癌です．乳房には乳汁を分泌する上皮組織の腺細胞が多く，これが悪性腫瘍になると**腺癌**に分類されます．

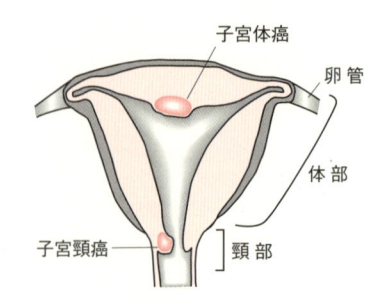

図9・1　子宮体癌と子宮頸癌の発生部位の例

　子宮癌は子宮体部の内面をおおう内膜が癌になる子宮体癌と，子宮頸部の上皮が癌になる子宮頸癌があります（図9・1）．**子宮体癌は腺癌，子宮頸癌は扁**

平上皮癌に分類されます．これらの癌は手術をすると子供が産めなくなったりするので，乳癌同様，女性にとって精神的に辛い病気です．しかし，同じ子宮癌でありながら，子宮体癌，子宮頸癌は原因がまったく異なっています．

> **ポイント**
> ● 乳癌は腺癌である
> ● 子宮体癌は腺癌，子宮頸癌は扁平上皮癌

原因 子宮体癌も乳癌も現在増えている癌の一つで，その背景のキーワードは**エストロゲン**という女性ホルモンです．エストロゲンは女性ホルモンの一つなのですが，このホルモンが原因で子宮内膜や乳腺が癌化してしまうのです．子宮体癌や乳癌をエストロゲン依存性の癌ということがあります．

なぜ，エストロゲン依存性の癌が増えているのでしょうか．これは，現代女性がエストロゲンにさらされるケースが多くなったからなのです．その理由は

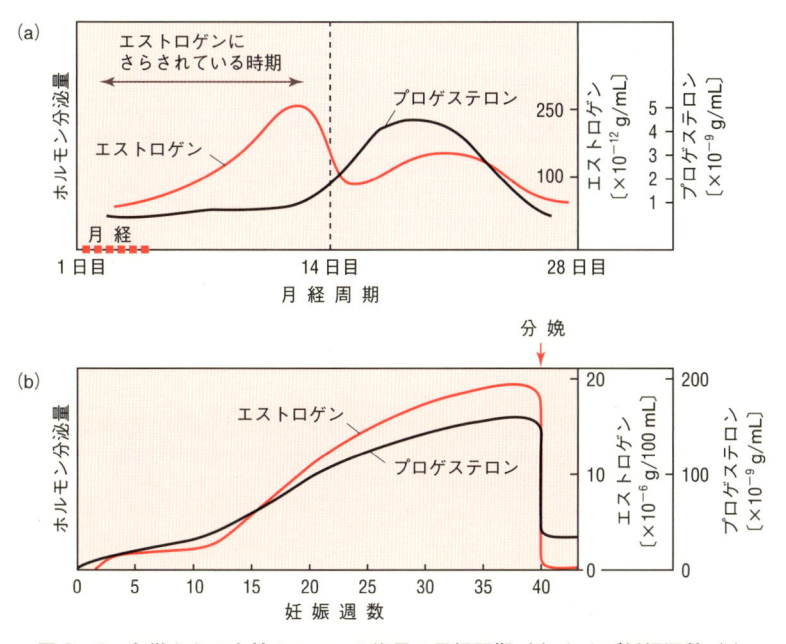

図9・2 卵巣からの女性ホルモン分泌量の月経周期（a）および妊娠週数（b）における変化

食事の欧米化と晩婚化・少子化です．欧米化により食事は脂肪食が増えました．それに伴い体に脂肪が増え，脂肪組織から出る酵素のなかにエストロゲンを増やす働きをもつものがあるのです．また，晩婚化・少子化は言葉を変えると妊娠しない期間が長いということです．妊娠しないとエストロゲンの影響を受けやすくなります．女性ホルモン分泌量の変化を示すグラフ（図9・2）を見て下さい．普通の月経周期では1カ月の半分の期間エストロゲンにさらされています．残り半分の期間はエストロゲンも分泌されていますが**プロゲステロン**も分泌されています．プロゲステロンがあるとエストロゲンは悪さをしないことがわかっています．妊娠すると，妊娠期間のおよそ10カ月間，エストロゲンとプロゲステロンの両方ともかなり分泌されるようになるので，その間エストロゲンによる癌化が起こらないことになります．つまり，妊娠期間はエストロゲンによる癌化から免れることができるのです．

子宮頸癌はホルモンとはまったく関係がなく，**ヒトパピローマウイルス**の感染によるものであり，性行為感染症ともいえるでしょう．ウイルスに侵入された細胞が癌化を起こしてしまうのです．

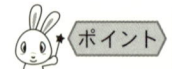

> ポイント
> ● 乳癌，子宮体癌はエストロゲン依存性
> ● 子宮頸癌は性行為感染症（ヒトパピローマウイルス）

乳癌，子宮癌のそれぞれについて，症状，診断，治療指針を以下に示します．

● 乳　癌

症状　乳頭陥凹，血性の乳頭分泌液，陥没，えくぼ徴候（凹むこと）

診断　マンモグラフィー（乳房のX線撮影）で白く描出される．超音波（エコー），細胞診*，針生検*．

治療指針
1) 手術療法：乳房温存療法，乳房切除術
2) 放射線療法，化学療法（抗癌剤を使用する治療）：癌細胞を殺します．
3) ホルモン療法：エストロゲンの働きを阻害する薬を使用します．

---
*　細胞診，針生検とも実際に細胞を取り癌化していないかどうか顕微鏡で調べること．

● 子宮癌

	子宮体癌	子宮頸癌
診断	細胞診，生検 腫瘍マーカー	細胞診，生検 腫瘍マーカー
症状	不正性器出血，下腹部痛	接触出血などの不正性器出血
治療指針	手術療法，化学療法	手術療法，放射線療法，化学療法

前立腺肥大症
Prostatic hypertrophy

基礎知識 **前立腺肥大症**とは，前立腺の**内腺**が過形成を起こして前立腺が肥大したものです．そして，そのために尿が出にくくなったり，出なくなったりして困る病気です．

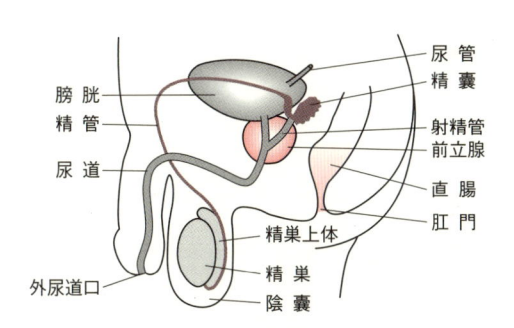

図9・3　男性生殖器の構造

前立腺は膀胱の真下にある，尿道を取囲んでいるクルミの実くらいの大きさの器官で，男性だけにあるものです（図9・3）．精液の20％ほどを占める前立腺液を分泌していて，精子を保護する働きがあります．前立腺は内腺と外腺に分かれ，前立腺肥大は内腺，前立腺癌は外腺から発生します．

好発年齢は50歳以上であり，老化に伴い男性ホルモン（テストステロン）が減少してきて，ホルモンのバランスが崩れることから発症すると考えられて

います．前立腺肥大とよんでいますが，実際に起こっているのは前立腺の内腺の細胞が増える過形成です（図9・4）．

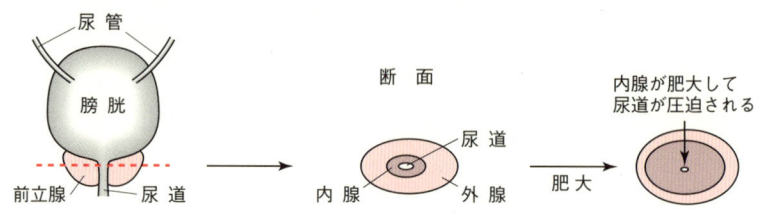

図9・4　前立腺肥大のイメージ

> **ポイント**
> - 前立腺肥大とは，内腺の過形成
> - 尿道の圧迫により排尿困難となる

症状　内腺が増殖することによって尿道が圧迫され**排尿障害**が起こります．病状の進行により第一病期（刺激期）・第二病期（残尿発生期）・第三病期（尿閉期）の3段階で症状を考えるとわかりやすいです（表9・1）．

> **ポイント**
> 前立腺肥大症の悪化 ➡ 尿失禁や腎不全

診断　前立腺肥大症と前立腺癌は下表のように診断されます．

	前立腺肥大症[†1]	前立腺癌[†2]
直腸内触診	大きくて均等に柔らかい つるつるしている（でこぼこしていない）	硬く，でこぼこしている
血液検査	PSA（前立腺特異抗原）	PSA（前立腺癌の方が高値を示す）
生　検	正常に近い細胞の過形成	正常の細胞とは形の違う癌細胞が出現

[†1]　前立腺肥大症から前立腺癌にはならない．
[†2]　前立腺癌は外腺で発症し排尿障害が起こりにくいので，癌に気がつきにくい．

> **ポイント**
> 前立腺肥大では，前立腺は柔らかく，でこぼこしていない
> 　　（硬く，でこぼこしているのは前立腺癌の特徴）

前立腺肥大症

表9・1　各病期における前立腺肥大症の症状

各病期における前立腺の状態	症　状
第一病期（刺激期） 膀胱／前立腺／尿道／直腸	・特に夜間の頻尿（何回もトイレに行きたくなる） ・遷延性排尿（なかなか尿が出てこない） ・排尿時間の延長（尿をすべて出すまでに時間が長くかかる） ■大きくなった前立腺が膀胱を刺激することで起こる
第二病期（残尿発生期） 前立腺が肥大しはじめる／尿道が圧迫される	排尿困難，残尿発生 ■前立腺が肥大して尿道を圧迫し，尿がかなり出にくくなっている状態
第三病期（尿閉期） 大きく肥大／さらに尿道が圧迫される	溢流性尿失禁（膀胱にたまった尿が膀胱の出口のところにある尿道括約筋の限界を越えてあふれ出る状態） 尿閉から腎不全 ■第二病期からさらに悪化し，排尿できなくなった状態

治療指針

1) 薬物療法
　① **α受容体遮断薬**（αブロッカー）：前立腺の近くの内尿道括約筋にα受容体があります．α受容体遮断薬は，α受容体の内尿道括約筋収縮作用を妨害するので内尿道括約筋が弛緩して尿が出やすくなります．
　② **生薬系薬剤**：八味地黄丸など
2) 手術療法：**経尿道的前立腺切除術（TUR-P**：開腹（メスでお腹を開くこと）せず尿道から手術器具を挿入し尿道側から前立腺を削り取る手術）

〈ポイント〉　前立腺の治療：薬物療法または手術療法

10 代謝・内分泌/免疫系の病気

> 内分泌とは，体の中でホルモンが分泌されることです．したがって，内分泌系の病気の代表的なものは，ホルモン異常によるものです．血糖値の調節に大事なものは，膵臓でつくられるインスリンとグルカゴン，副腎髄質でつくられるアドレナリンです．

糖尿病
Diabetes mellitus

基礎知識 　**糖尿病**は血糖値の調節機構が正しく働かなくなった病態で，1型糖尿病と2型糖尿病に分類されます．糖尿病はわが国の国民病です．糖尿病患者はおよそ900万人，予備軍（境界型糖尿病）を含めるとおよそ2200万人といわれています（2007年 国民健康・栄養調査より）．糖尿病は代表的な生活習慣病ですから，その対策・予防は医療上の重要課題です．

分類 　血糖を低下させるホルモンは**インスリン**しかありません．**1型糖尿病**は，膵臓でインスリンができなくなる病気で（突発的な原因を除いて）一種の**自己免疫疾患**と考えられます．自己免疫疾患とは免疫という異物を排除する仕組み（§2・16参照）が自分自身に働いて，自分の体を壊し発症する疾患です．免疫システムがインスリンを分泌する膵臓 β（B）細胞を自分のものではないと判断し破壊していく結果，インスリンが分泌されなくなり，糖尿病を発症します．（つまり，1型は生活習慣病ではありません．）

2型糖尿病はいわゆる**生活習慣病**に分類される糖尿病で，より一般的なものです．この2型糖尿病が糖尿病全体のおよそ95％を占めています．

2型糖尿病は，遺伝的素因があるところに，生活習慣の影響が加わって発症すると考えられています．インスリン分泌の低下と肝細胞や脂肪細胞などのインスリンに対する感受性の低下の両方が関係しています．

わが国の中年以降の人口はざっと6000万人くらいで，そのうちの2000万人が糖尿病またはその予備軍なのですから，現代人はまさに糖尿病に罹患する危険にさらされているといっても過言ではないでしょう．

> **ポイント**
> ● 1型糖尿病は自己免疫疾患
> ● 2型糖尿病は生活習慣病，糖尿病患者の95％を占める

原因 ここでは2型糖尿病の原因を探っていきましょう．

発症のきっかけになるのは，**飲み過ぎ**，**食べ過ぎ**，**運動不足**です．食べ過ぎについては，本人はそのようなつもりはないかもしれませんが，知らぬ間にカロリーオーバーになっているのです．

飲んだり食べたりすると，消化吸収されて血中に取込まれたグルコース（ブドウ糖）が刺激になって，膵臓のランゲルハンス島β細胞からインスリンというホルモンが分泌されます．インスリンはグルコースを細胞に取込むホルモンです．細胞に取込んだグルコースが使われずに残ったときは，**グリコーゲン**や**脂肪**になります．このような貯蔵エネルギーに変え，飢餓に備えるわけです．

ところが，飲み過ぎ・食べ過ぎの状態が長く続くとインスリンが出つづけるため，やがて膵臓が疲れてきてインスリンの分泌が低下します．そうなるとグルコースが細胞に取込まれなくなってしまいます．一方，インスリンに反応してグルコースを取込む側の細胞も疲れてしまってインスリンに反応しにくくなります．こうして血糖値が上昇してしまうのです．

また，グルコースが取込めなくなるのでエネルギーをつくれなくなります．このとき，貯蔵エネルギーとして取っておいたグリコーゲンや脂肪が分解して体重が減少してきます．

一方，1型糖尿病はインスリンを分泌するβ細胞が自己抗体（自分の体に

対してできた抗体）で破壊されてしまう病気です．同じ糖尿病といっても病気の成り立ちはまったく異なります．

> **ポイント**
> - 2型糖尿病の原因：飲み過ぎ，食べ過ぎ，運動不足（環境因子）
>   ＋
>   遺伝因子
> - 2型糖尿病の発症機序：暴飲暴食 ➡ 膵臓が疲弊
>   ➡ インスリンの分泌が低下 ➡ 血糖値上昇

症状　1型，2型とも，**口渇，多飲，多尿，体重減少**などの症状がみられます．しかし，糖尿病で最も問題になるのは，細胞に取込まれなくなったグルコースが血液中に多くなり，その影響で血管が変性（変化）すること（血管障害）です．より細い血管から障害を受けます．細い血管の集まっている代表的な部位は目の**網膜**，腎臓の**糸球体，末梢血管**の3箇所です．これらの血管が障害を受けると，**網膜症，腎症，末梢神経障害**という三大合併症になってしまいます．最悪の場合，網膜症は失明，腎症は腎機能が低下するため透析治療，末梢神経障害では足を切断することもあります．末梢神経は末梢血管から栄養を受けているので，末梢血管の障害はそのまま末梢神経の障害をひき起こすことになるのです．

末梢神経が障害を受けると痛みを感じなくなったりして傷に気がつかず，傷の治療が遅れてしまいます．また，糖尿病の人は感染に対して抵抗力が落ちていて，一度傷口から細菌が感染するとなかなか治らず，**壊疽**（腐ってしまうこと）して組織の切断に至ることもあるのです．つまり，糖尿病の終末像（最後の状態）は悲惨な状態になってしまうということをぜひとも知っておいて下さい．

> **ポイント**
> - 糖尿病の症状：口渇，多飲，多尿，体重減少
> - 糖尿病の合併症：血管障害 ➡ 網膜症，腎症，末梢神経障害
>   （三大合併症）

診断　血糖値が①のA〜C，②のいずれかに該当した場合，糖尿病型といいます．

① A: 空腹時血糖値が 126 mg/dL 以上

B：75 g 経口ブドウ糖負荷試験*1 の 2 時間値が 200 mg/dL 以上
C：随時血糖値*2 が 200 mg/dL 以上
② HbA1c（NGSP 値）が 6.5 % 以上（HbA1c とはヘモグロビンにグルコースが結合したもので，その血中濃度は重要な検査値の一つです．）

診断までに至る経緯はいろいろありますが，① が 1 回だけの場合は糖尿病型とよばれ，別の月にも行って 2 日以上確認できたり，② や口渇などの症状，あるいは網膜症などが存在していると，糖尿病と診断されます．

治療指針
1）**食事療法，運動療法**を継続的に行います．
2）薬物療法は，1 型糖尿病では**インスリン**を必ず使用しますが，2 型糖尿病では薬物療法は状況に応じて行います．

治療では血糖値のコントロールがとても重要です．そのためには，食事療法と運動療法が欠かせません．食事療法といっても何か特別なものがあるわけではなく，栄養のバランスのとれた適正な量の食事を摂取することが大切です．

つぎに運動療法ですが，これも糖尿病のための特別な運動があるわけではなく，20〜40 分の**有酸素運動**を毎日行うことを勧めます．有酸素運動とは運動中に呼吸がしっかりできる運動のことです．具体的には**ウォーキングやエアロビクス**が適しています．

> ポイント
> ● 糖尿病の治療
>   ・食事療法・運動療法
>   ・薬物療法：インスリン（1 型糖尿病）

痛風（高尿酸血症）
Gout (Hyperuricemia)

基礎知識
糖尿病と同様の**生活習慣病**の一つに**痛風**または**高尿酸血症**があります．高尿酸血症が長く続くと**痛風発作**を発症するようにな

---
*1 75 g のグルコースを溶かした飲料水を一気に飲んで，その後の血糖値の変化を経時的に見ていく検査．正常であれば，血糖値が 200 mg/dL を超えることはない．
*2 随時血糖値とは，時間を選ばず，測定したいときに測定した血糖の値．

ります．痛風は風に当たるだけでも痛く感じる，というたとえから名づけられた病名です．発作のときにかなり痛いことは確かで，痛みで歩けなくなります．

原因　まず，**尿酸**（下図）とは何か説明します．これは**プリン体**の老廃物質（酸化体）です．核酸の一つDNAの成分に，アデニン（A），グアニン（G），シトシン（C），チミン（T）などの塩基とよばれるものが4種類あり（§2・10参照），そのなかの**アデニン**と**グアニン**はプリン骨格という化学構造をもつことからプリン塩基またはプリン体とよばれています．

プリン体　→酸化→　尿酸

尿酸はとても水に溶けにくい物質です．水に溶けにくい物質は，冷たいところでは結晶として析出しやすいです．（砂糖や塩を思い出してみて下さい．）体の中で冷たいところは足の親指の付け根です．ですからここに，血中に溶けきれなくなった尿酸が結晶となって析出してきます．この結晶は針状結晶で針のように尖っているので析出してくると痛くてたまらないわけです．痛みで数日間歩けなくなることもあります．

足の痛風発作はもちろん嫌なことですが，命に別条はありません．最も困るのは腎臓で尿酸が析出することです．溶かしている水が少なくなると物質が溶けきれなくなるのです．このような部位が腎臓なのです．

腎臓は血液を原料にして尿をつくる臓器です．100の原尿から1の尿をつくることになるのですが，残りの99の水分は血液中に再吸収されていきます．このとき水分が減って，溶けきれなくなった尿酸が腎臓で析出した状態を**痛風腎**といいます．これが高じて腎障害になり，さらに腎不全（腎臓の機能が低下すること）を起こすことが最も危険です．

痛風（高尿酸血症）が生活習慣病といわれるのは，いわゆる贅沢食（美食）にプリン体が多く含まれ，このような食事を続けると血中の尿酸値が高くなるからです．実際はかなりいろいろな食品にプリン体が含まれているので，プリ

ン体を日々の食事から少なくしようと思ってもなかなかできないのが現状です．参考までにプリン体を多く含む食品をあげると，ビール，肉（特にホルモン），豆類などです．

> **ポイント**　痛風の原因：プリン体の過剰摂取 ➡ 血中尿酸値の上昇
> 　　　　　　　　　　（尿酸は水に溶けにくい）

症状

痛風発作時：**第一中足趾関節**部（足の親指の付け根）の発赤・腫脹・疼痛
慢性痛風：皮下結節（痛風結節），腎障害，尿路結石

> **ポイント**
> ●痛風の症状：
> 　・足の親指の付け根に尿酸の針状結晶が析出
> 　　　　　　　　　　　➡ 痛風発作（歩けません！）
> 　・腎臓で尿酸が析出 ➡ 痛風腎 ➡ 腎不全

診断　血中の尿酸値 7 mg/dL 以上（これ以上値が大きくなると尿酸は血液中に溶けきれなくなります．）

治療指針　まず**食事療法**を行います．できる限りプリン体を多く含む食品は避けます．ただし，栄養が偏らないようにすることも大切です．また，水分を多くとるようにします．尿酸を尿中に排泄させるためです．

> **ポイント**
> ●痛風の治療
> 　食事療法：プリン体を多く含む食品を避ける
> 　　　　　　（内臓肉，魚の干物，豆類，ビールなど）

バセドウ病（びょう）
Basedow disease

基礎知識　バセドウ病は甲状腺ホルモンの合成・分泌の亢進を伴う自己免疫疾患です．**甲状腺ホルモン**は喉仏（のどぼとけ）のところにある**甲状腺**とよ

ばれる**内分泌腺**から分泌されています．このホルモンは，寒さやストレスに対抗するために分泌されます．甲状腺ホルモンが分泌されて全身の細胞に働くと，グルコースが二酸化炭素や水になる異化反応が促進されてエネルギーが産生されます．これにより，寒さに耐えたり，ストレスに対して抵抗性をもてるようになるのです．

　通常，甲状腺ホルモンは脳のコントロールを受けています（図10・1）．寒さやストレスを脳が感じとり，**視床下部**から**TRH**（**TSH 放出ホルモン**）が分泌され，それが**脳下垂体前葉**を刺激して，前葉から**TSH**（**甲状腺刺激ホルモン**）が血中に分泌されます．つぎに，甲状腺に達したTSHが甲状腺を刺激して甲状腺ホルモンを分泌させます．甲状腺ホルモンにはヨウ素が三つ付いたT_3（**トリヨードチロニン**）と，四つ付いたT_4（**チロキシン**）があります．

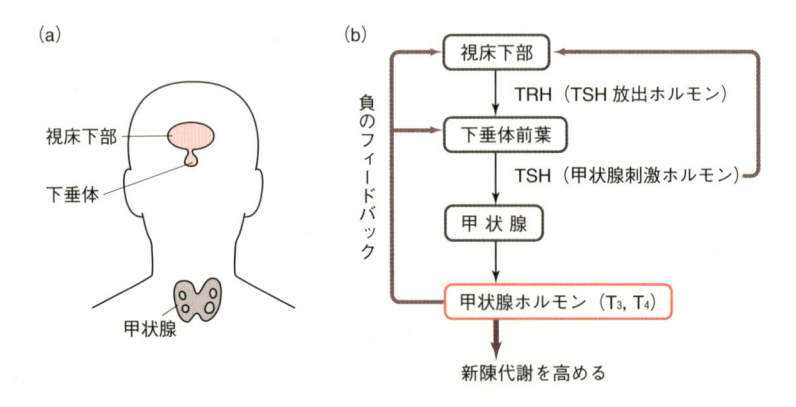

図 10・1　甲状腺ホルモンの分泌と負のフィードバック機構　(a) 甲状腺ホルモンの分泌に関わる内分泌腺．(b) 甲状腺ホルモンが分泌されるまでの過程と，分泌された後は体内の甲状腺の量を一定に保つために，負のフィードバック機構が働く．

　甲状腺ホルモンが血中に分泌されると，このホルモンが脳に働いて TRH や TSH の分泌を抑える**負のフィードバック**という仕組みが働いて，ホルモンの量を適量に保ちます．

バセドウ病

> **ポイント**
> - 寒さ, ストレス ➡ 甲状腺 ➡ 甲状腺ホルモンが分泌
>   ➡ 新陳代謝が高まり, エネルギー産生
> - 視床下部より TRH 分泌 ➡ 下垂体前葉より TSH 分泌
>   ➡ 甲状腺より甲状腺ホルモン分泌
> - 甲状腺ホルモンの種類 ── トリヨードチロニン (T_3)
>   └ チロキシン (T_4)
> - 負のフィードバック機構が働いて, ホルモンが適当な血中濃度にコントロールされる

原因 このように, 通常甲状腺ホルモンは脳でコントロールされているのですが, ときにこの仕組みが乱れることがあります. 図 10・2 に示すように **TSH 受容体**は TSH と結合して甲状腺に刺激を起こします. ところが免疫の仕組みが TSH 受容体を自分ではない（非自己）と判断してしまい, これに対する **自己抗体（抗 TSH 受容体抗体）** ができると, これが TSH に代わって受容体を刺激してしまうということが起こります. これが **バセドウ病** です.

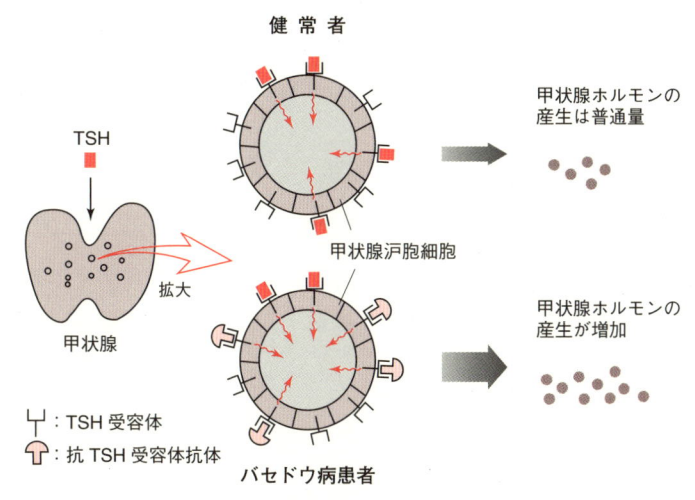

図 10・2 バセドウ病患者における甲状腺ホルモン産生の増加 （上）負のフィードバックが働くため甲状腺ホルモンの産生は普通量である.（下）バセドウ病患者では, 抗 TSH 受容体抗体が免疫の働きによりつくられ続ける. 負のフィードバックが働かないため甲状腺ホルモンの産生が増加する.

抗体とは，細菌やウイルスを体から取除こうとするときにできるもので（§2・16参照），自己抗体とは自分の体に対してできる抗体のことです．

こうなると，自己抗体は白血球の一員であるB細胞からつくられるので，フィードバックが働かず甲状腺は刺激を受け続けることになるのです．結果として，TSHが低値を示しているにも関わらず，T_3，T_4は過剰に分泌するという現象が生じます．このようになった場合は，甲状腺ホルモンの量をコントロールできないわけですから，いろいろな症状やそれに伴う不都合が生じます．バセドウ病は20〜40歳代の女性に多く発症する傾向があります．

> **ポイント** バセドウ病：TSH受容体に対して自己抗体をつくる病気

症状 **頻脈，眼球突出，甲状腺腫**（甲状腺が腫れます）．この三つの症状をメルゼブルグ三徴といいます．（メルゼブルグとはこの病気を発見したバセドウ先生が医院を開業したドイツの町の名前です．）

その他，発汗過多，手指の振戦がみられます．甲状腺ホルモンは交感神経を興奮させやすい性質があるからです．

> **ポイント** バセドウ病の症状：
> 　　頻脈，眼球突出，甲状腺腫（メルゼブルグ三徴）

診断 トリヨードチロニン（T_3）高値，チロキシン（T_4）高値，甲状腺刺激ホルモン低値，抗TSH受容体抗体の確認

治療指針 1) 抗甲状腺薬投与（甲状腺ホルモンの生成を阻害する薬）
2) 甲状腺亜全摘術，3) 放射線ヨード療法

関節リウマチ
Rheumatoid Arthritis

基礎知識 関節リウマチはいまだ原因がよくわかっていないのですが，何らかの自己免疫的機序で起こる**自己免疫疾患**だと考えられてい

ます．自己免疫的機序とは，自分の体を自分ではない（非自己）と判断して攻撃を開始してしまうことです．関節リウマチは，その名のとおり関節炎がおもな症状となる疾患ですが，炎症は関節だけに留まらず，目（強膜炎），心臓（心外膜炎），胸膜（胸膜炎），肺（間質性肺炎）など全身に及びます．関節リウマチという名前から，関節だけの病気だと思っている方もいますが誤解のないようにして下さい．そして，男性より女性（40歳代に多い）の方が約3倍患者が多いことも特徴です．

　自己免疫疾患とよばれる根拠に**リウマトイド因子**の存在があります．抗体には5種類の型が知られていて，そのなかのIgGという抗体では，その抗体に対してさらに抗体ができることがあります．このタイプの抗体がリウマトイド因子です．関節リウマチの患者の約80％でリウマイド因子が検出されます．

> ポイント
> - 関節リウマチは自己免疫疾患
>   ・症状は関節をはじめ全身に現れる
>   ・女性に多い
> - リウマトイド因子（IgG抗体に対してできた自己抗体）
>   → 関節リウマチの患者の約80％で検出

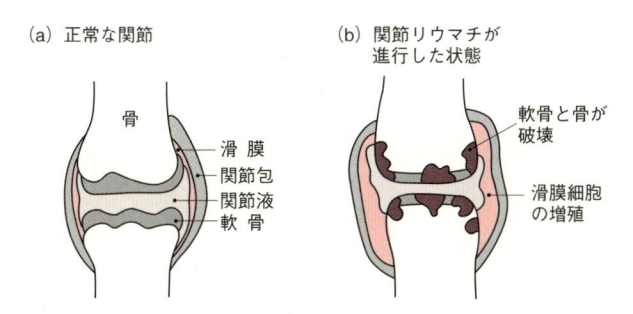

図10・3　正常な関節（a）と関節リウマチの関節（b）． 関節リウマチでは免疫複合体の沈着により炎症がひき起こされる．

病態

　関節リウマチは全身病ですが，関節の炎症が最も顕著であることは間違いありません．関節においてリウマトイド因子がIgG抗体と結合して（**免疫複合体**），**滑膜**に沈着します（図10・3）．免疫複合体は白血球の

一種の**好中球**を呼び寄せます。好中球は免疫複合体を丸ごと貪食し，その際，サイトカインという炎症をひき起こす物質をまき散らします。それが原因で**滑膜炎**になるのです。炎症が進むと骨も破壊されて，指の形が変形してしまうこともあります。**スワンネック変形，ボタン穴変形**などが有名です（図10・4）。

症状　関節の腫脹，疼痛，朝のこわばりなどがおもな患者さんの訴えです。しかも，左右対称という特徴があります。

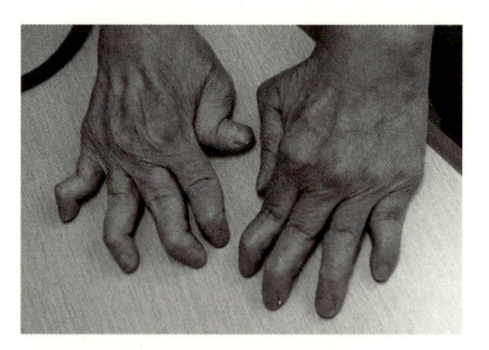

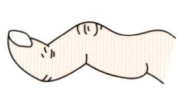

図10・4　関節リウマチの症例　（写真：三崎義堅，"疾病の成り立ちII（スタンダード栄養・食物シリーズ4）"，近藤和雄ほか編，東京化学同人（2007）より）

ボタン穴変形

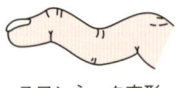

スワンネック変形

1) 関節変形（スワンネック変形，ボタン穴変形など．）
2) 関節強直
3) 関節破壊

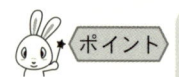

> **ポイント**
> ● 関節リウマチの症状
> 　・滑膜炎（好中球がまき散らす炎症物質の影響）
> 　　　→ スワンネック変形，ボタン穴変形など
> 　・関節の炎症は左右対称に起こる

診断　一つ以上の腫脹関節があり，より可能性の高い他の関節炎が考えられない場合で，① 単純X線写真で関節リウマチに典型的な骨びらんがみられる場合か，② つぎの四つの診断基準の加算が6点以上の場合に関節リウマチと診断する（ACR/EULAR 診断基準，2009年）。

1) 腫脹関節数（0〜5点），2) 血清反応（0〜3点），
3) 罹病期間（0〜1点），　4) 炎症反応（0〜1点）

治療指針
1) 休養，安静
2) 薬物療法：① メトトレキサートが代表的（関節リウマチを改善する薬の総称をDMARDsといいます．）
② 非ステロイド性抗炎症薬
③ ステロイド剤

花粉症/アトピー
Pollinosis (Hay fever) / Atopic dermatitis

基礎知識 春先になると日本列島は**花粉症**の話題で持ちきりになります．しかし，ここ最近は春ではなく秋に花粉症にかかったりする人が増えています．これは花粉症の原因物質がスギ花粉（2〜4月）だけでなく，ヒノキ花粉（4〜5月），イネ花粉（6月），ブタクサ花粉（9月）など60種以上あって，1年中花粉が飛んでいる状態だからです．花粉症は**季節性**の疾患というイメージがありますが，今では**通年性**の疾患になった感があります．また，スギ花粉症患者の7〜8割はヒノキ花粉症にもなっていることが判明しています．これは花粉症の原因となるアレルギーをひき起こす物質（**アレルゲン**）が，花粉の種類が異なっていても共通の場合があるからです．これを**交差反応**とよんでいます．果物もアレルゲンが共通していることが多いために交差反応をよく起こします．

ポイント
- 花粉症の原因物質：スギ花粉（2〜4月），ヒノキ花粉（4〜5月），イネ花粉（6月），ブタクサ花粉（9月）
  → 花粉症は季節性疾患から通年性疾患になっている

原因 花粉症は花粉に対する**アレルギー**です（§2·16参照）．免疫の仕組みが過剰に反応し，結果として自己に何らかの不利益をもたらすことをアレルギーといい，その成り立ち（機序）によってⅠ型からⅤ型まで分類されています．花粉症はⅠ型アレルギーです．

花粉以外にも人はいろいろなものに対してアレルギーを起こします．牛乳，

卵, 小麦, ハウスダスト, 動物の毛, ダニ, 化学物質（建材, 塗料など）などさまざまです. 皮膚症状が出たときは**アトピー性皮膚炎**, 鼻に症状が出たときは**アレルギー性鼻炎**, 目に出たときは**アレルギー性結膜炎**などと称します. 花粉が原因でも, 症状の起こる部位は喉だったり, 目だったり, 鼻だったりします. 目立つ症状が移動していくこともあります. たとえば, 目→鼻→喉という具合です. これを**アレルギーマーチ**とよぶこともあります.

Ⅰ型アレルギーを起こしやすい体質を**アトピー体質**とよぶことがありますが, これは **IgE 抗体**をつくりやすい体質, といい換えることも可能です. Ⅰ型アレルギーには IgE 抗体が関与しているからです.

もう一度免疫の概念について説明します（§2・16 参照）. 体内に自分ではないもの（**抗原**）が入ってくると, 免疫が働いてその抗原を取除くために**抗体**がつくられます. この抗体ができる免疫を特に**（体）液性免疫**とよんでいます. 抗体は抗原と形が合うようになっているので結合します. 抗原が細菌やウイルスなどの病原体であれば, 抗体と結合した病原体は悪さができなくなり, さらには**好中球**や**マクロファージ**という**白血球**に**貪食**されて破壊されてしまいます.

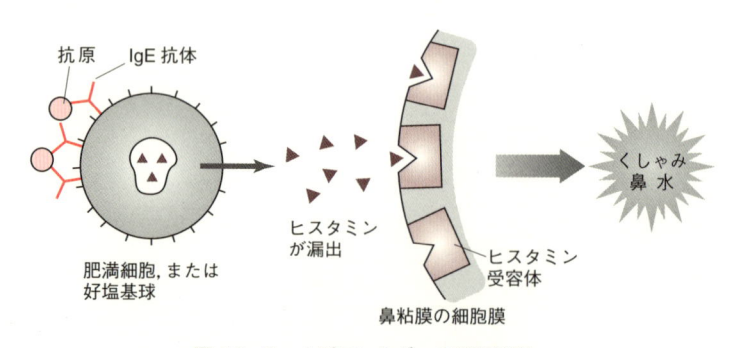

図10・5　Ⅰ型アレルギーの発現機序

このように, 免疫は病原体から身を守るために開発された仕組みなのですが, これが過剰に働いてしまう現象がアレルギーなのです. 具体的にどのようなことが起こるのかというと, 花粉やハウスダストなどの異物に対して抗体をつくった後, この抗体が**肥満細胞**や**好塩基球**に結合します（図10・5）.

このとき結合するのは IgE とよばれる抗体です. 抗体は全部で5種類

（IgM，IgG，IgE，IgA，IgD）あるのですが，IgE が結合できる場所（**受容体**）が肥満細胞や好塩基球にあります．IgE 抗体がこれらの細胞に結合して，さらに抗体に抗原が結合すると肥満細胞または好塩基球の細胞膜の状態が変化して，中から**ヒスタミン**が漏出してきます．このヒスタミンが鼻粘膜にある**ヒスタミン受容体**と結合して鼻水，くしゃみをひき起こします．

> **ポイント** ● 免疫のまとめ
> ・アレルギー：免疫の仕組みが自己に不利益をもたらすこと
> ・抗体を産生する免疫を（体）液性免疫という
> ・抗体は 5 種類：IgM，IgG，IgE，IgA，IgD
> ・Ⅰ型アレルギーには IgE 抗体が関与

症状　1）花粉症・アレルギー性鼻炎：くしゃみ，水溶性鼻汁，鼻閉
2）アトピー性皮膚炎：皮膚の乾燥，魚鱗癬様変化，白色皮膚描記症（棒で皮膚表面をこすると色調が蒼白になる現象）

> **ポイント** 花粉症・アレルギー性鼻炎の症状：くしゃみ，水溶性鼻汁，鼻閉

診断　血清 IgE 抗体上昇，好酸球上昇

治療指針　薬物療法：抗ヒスタミン薬，抗アレルギー薬，ステロイド薬（内服，点眼薬，外用で使用）

脂質異常症
Dyslipidemia

基礎知識　脂質とは§2・1で説明したように，脂肪酸とアルコールのエステル類（とその脂溶性加水分解物）のことです．体の中には，グリセロールと脂肪酸のエステルであるトリグリセリド（トリアシルグリセロール，中性脂肪）が最も多く含まれています．食品中の脂質も大部分はこれです．

脂質異常症とは血中の脂質である**コレステロール**と**トリグリセリド**のいずれかが異常に増加した状態です．もう少し正確にいうと，**高 LDL コレステロール血症**，**低 HDL コレステロール血症**，**高トリグリセリド血症**のいずれかを満たした状態です．

脂質は本来水に溶けない物質ですが，アポタンパク質と結合してリポタンパク質となり，水に溶けるようになります．そのとき含まれる脂質の割合や大きさはリポタンパク質の種類によって異なります（表10・1）．

表10・1　LDL と HDL の違い[†]

リポタンパク質	直径	構成脂質の比
LDL（悪玉）	100～250 Å	トリグリセリド／コレステロール
HDL（善玉）	75～100 Å	

[†] LDL: 低密度リポタンパク質，HDL: 高密度リポタンパク質

悪玉コレステロールの LDL コレステロールは末梢にコレステロールをばらまくもの，善玉コレステロールの HDL コレステロールは末梢のコレステロールを拾い集める回収屋です．ですから善玉である HDL コレステロールは多い方がよいのです．

分類　脂質異常症はコレステロールが増加するタイプ，トリグリセリドが増加するタイプ，両方とも増加するタイプの大きく三つに分類できます．増加するリポタンパク質の種類によりⅠ～Ⅴに分類する方法もあります．

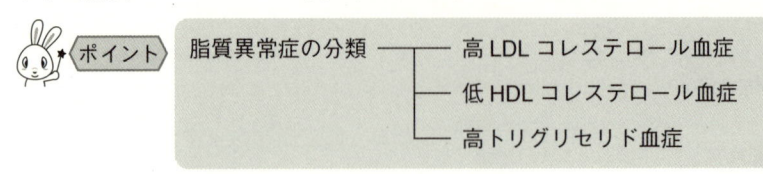

> **ポイント**　脂質異常症の分類 ─┬─ 高 LDL コレステロール血症
> 　　　　　　　　　　　　　　　　├─ 低 HDL コレステロール血症
> 　　　　　　　　　　　　　　　　└─ 高トリグリセリド血症

原因　脂質の異常はどうして起こるのでしょうか．大きく分けて理由は二つあります．一つは**遺伝**です．簡単にいうと，細胞には脂質を取入れる仕組みがあるのですが，その仕組みが遺伝的に喪失しているのです．その

脂質異常症

ため，血中にLDLコレステロールが増加してしまいます．もう一つは**病気**や食事でLDLコレステロールが増加し，運動不足が原因でHDLコレステロール量が低下します．病気には甲状腺機能低下症，クッシング症候群などがありますが，絶対的に多いのは食事や運動不足という**生活習慣**で起こるものです．特に脂質（油）と炭水化物（米やイモのデンプン）の過剰摂取が脂質異常症の原因です．

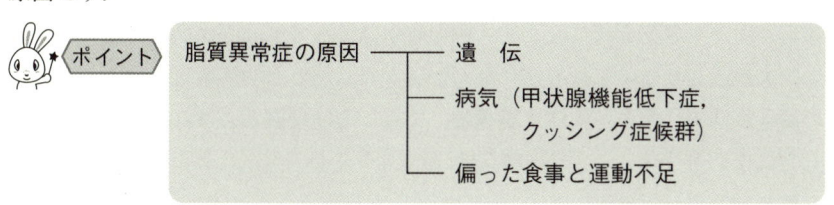

<ポイント>
脂質異常症の原因 ── 遺　伝
　　　　　　　　├ 病気（甲状腺機能低下症，
　　　　　　　　│　　　クッシング症候群）
　　　　　　　　└ 偏った食事と運動不足

病態　脂質異常症は**動脈硬化**の原因になります．これが最大の問題です．まず動脈硬化とは何か，どのようにできるのかを学習していきましょう．

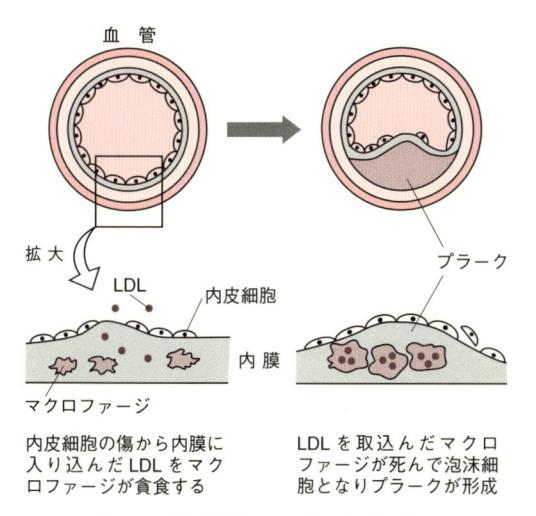

図10・6　動脈硬化による血管閉塞の仕組み

血管／拡大／LDL／内皮細胞／内膜／マクロファージ／プラーク

内皮細胞の傷から内膜に入り込んだLDLをマクロファージが貪食する

LDLを取込んだマクロファージが死んで泡沫細胞となりプラークが形成

動脈硬化については高血圧のところでふれましたが，その成り立ちは複雑な酸化反応の連鎖です．まず，血液中を流れる**LDLコレステロール**が血管壁に

沈着して，それを**マクロファージ**が貪食します（図10・6）．するとマクロファージは泡沫細胞に変化し，やがて**プラーク**とよばれるものに変化して内腔が狭くなってきます．このプラークが破裂すると，そこに**血小板**が凝集し，さらにそこに**フィブリン**が形成して出血は収まりますが，閉塞の原因になります．

動脈硬化による血管の閉塞はさまざまな弊害をもたらします．血管が閉塞するとその先に血液が流れなくなります．血液が流れなくなった組織は酸素と栄養素が届かず**壊死**を起こします．脳血管が詰まって脳細胞が壊死を起こすと脳に障害が起こりますし，心筋に酸素が届かなくなると心筋壊死を起こして心臓の働きが低下します．前者は**脳梗塞**，後者は**心筋梗塞**とよばれる疾患でどちらも命に関わります．これらの疾患は第4章（心筋梗塞），第6章（脳梗塞）にも解説がありますので，しっかり学習しましょう．その他，動脈硬化によってひき起こされる疾患に大動脈瘤や大動脈解離，閉塞性動脈硬化症などがあります．

また，動脈硬化により血管の内腔が狭くなるために，血圧が高くなります．これが動脈硬化をさらにひき起こすという悪循環が起こってしまうのです．高い血圧のために血管の内膜が傷つき，そこからコレステロールが血管壁に入り込みプラークが形成されます．また，先に高血圧になった場合にも血管が傷つきやすくなるので動脈硬化が進みます．まさに卵が先かニワトリが先かという状態です．いずれにしても，動脈硬化と高血圧は生活習慣病の最強ペアといえるでしょう．

> **ポイント**
> - 動脈硬化による血管閉塞の仕組み
>   LDLコレステロールの沈着 ➡ マクロファージによる貪食
>   ➡ プラーク形成 ➡ プラークの破裂
>   ➡ 血栓形成 ➡ 血管閉塞
> - 脳血管が閉塞 ➡ 脳梗塞
> - 冠状動脈が閉塞 ➡ 狭心症，心筋梗塞

症状 自覚症状は特にありません．検診などで異常に気づくことが多いです．**黄色腫**（まぶたなどに脂質が沈着してしこりのようになったもの）は高コレステロール血症で起こります．

脂質異常症

診断

1) LDL コレステロール 140 mg/dL 以上：高 LDL コレステロール血症
2) HDL コレステロール 40 mg/dL 未満：低 HDL コレステロール血症
3) トリグリセリド 150 mg/dL 以上：高トリグリセリド血症

> **ポイント**
> 脂質異常症の診断：LDL コレステロール 140 mg/dL 以上
> 　　　　　　　　　HDL コレステロール 40 mg/dL 未満
> 　　　　　　　　　トリグリセリド　　 150 mg/dL 以上

治療指針

食事療法：脂肪制限，糖質制限，アルコール制限

摂取カロリーを全体的に控えめにして適正体重 1 kg 当たり 25〜30 kcal にします．適正体重は，身長 (m)×身長 (m)×22 で求めます．

⑪ こころの病気

さまざまな人間関係のストレス，社会環境からの抑圧や摩擦，そして遺伝的な素因が，こころの病気（こころの不協和音）を生み出します．それらの原因をよく認識して，治療や回復の促進を図ることが重要です．表面的な薬物療法（対症療法）ではなく，患者さんのこころの状態をもとに戻す（もとに近づける）サポートが大切です．

ここでは，代表的なこころの病気について，病気の概観を知っておきましょう．

統合失調症
Schizophrenia

基礎知識 統合失調症は，思考上の障害や感情の障害などの特徴的な精神症状が慢性的に進行し，その結果，人格荒廃（別人のようになる）をきたすこともある疾患です．その原因は不明ですが，化学的には，脳内のドーパミンの分泌異常が関与しているものと考えられています．

統合失調症は人格に影響を与える病気ですが，原則として意識，記憶，知能の障害はありません．青年期に発症することが多く，思春期〜青年期の人の100人に約1人の割合で発症するといわれています．統合失調症は精神病床入院患者の約6割を占め，外来患者では約2割を占めています．

〈ポイント〉
- 統合失調症の特徴
  思考・感情の障害 ➡ 人格に影響あり

症状 自分は病気である，という認識（＝病識）がないことが多いです．急性期には不安がみられるのが特徴です．早期に人格が変わり，夜中に行動し昼間に睡眠をとる昼夜逆転の生活になり，生活リズムが乱れ，自発性が減退し，引きこもりがちになります．症状が少し進むと，言語表現に**被害妄想**（皆が自分を見ている，皆が自分の悪口を言っている，など）などが現れるようになります．

症状は急性期に現れる幻覚・妄想・興奮を伴う際立った行動異常の陽性症状と，慢性期に現れる目立たない陰性症状に大きく分けられます．

● **陽 性 症 状**

1) **思考障害**：**妄想気分**（世界が不吉な雰囲気に満ちていると感じる，など），**妄想知覚**（知覚したものを自らの妄想に合わせた文脈で認知する），**妄想着想**（頭に急に浮かんだことが確信に満ちたものとされる）などがあります．また，考えが次から次へと無関係に飛躍していき，話にまとまりがない**連合弛緩**，**滅裂思考**が現れることがあります．

2) **知覚障害**：幻覚が現れますが，多くは**幻聴**で，幻視はまれです．**体感幻覚**（"心臓が溶ける"，"動くと心臓が変形して止まりそう"などのような体感の異常な知覚）もみられます．

3) **自我意識障害**：**作為体験**（誰かに操られているという"させられ体験"），**思考奪取**（自分の考えが抜き取られているように感じる），**思考吹入**（他人から考えを吹き込まれているように感じる），**思考伝播**（自分の考えが周囲に知れわたっているように感じる）などがみられます．

4) **欲動・行動障害**：**興奮**（周囲と無関係に興奮が持続し，不自然で奇をてらった行動をする），**昏迷**（自発的な言語や行動がなくなり，刺激にもまったく反応しない無動状態），**拒絶症**（他人からの命令や要求に従うことを拒否し，かえって逆のことを行う），**拒食**などがみられることがあります．

● **陰 性 症 状**

1) **感情障害**：**感情鈍麻**（感情が平板になり，外に現れない），**両価性**（アンビバレンス，好きだけど憎い，など），**離人症**（外界の事物を知覚できる

が，非現実的で生彩がないように感じられる），**無為自閉**などが現れます．
2) **意欲障害**：**自発性低下**，独語，空笑がみられます．

> **ポイント**
> - 統合失調症の症状：病識はないことが多い
>   - 陽性症状：思考障害（妄想気分，連合弛緩など）
>   知覚障害（幻聴，体感幻覚など）
>   自我意識障害（作為体験，思考奪取など）
>   行動障害（興奮，混迷など）
>   - 陰性症状：感情障害（両価性，離人症など）
>   意欲障害（自発性低下など）

治療指針 **抗精神病薬**による薬物療法が中心となります．抗精神病薬には，非定型抗精神病薬（オランザピン，リスペリドン，アリピプラゾールなど），フェノチアジン系薬物（クロルプロマジンなど），ブチロフェノン系薬物（ハロペリドールなど）などがあります．

気分障害（躁うつ病）
Mood disorder (Manic-depressive psychosis)

基礎知識 **躁うつ病**は，気分の障害を主とする精神障害です．感情，意欲，思考面に障害をきたしますが，感情の病気ですので統合失調症のような人格の荒廃はみられません．躁病相とうつ病相から構成され，うつ病相あるいは躁病相だけを繰返すものを**単極型**（うつ病，躁病）といい，両方の相を交互に繰返すものを**双極型**（躁うつ病）といいます．単極型うつ病が最も多いです．好発年齢は，統合失調症よりは遅く，20歳代後半からになりますが，社会的な影響も無視できません．

> **ポイント**
> - 躁うつ病の特徴
>   - 気分障害を主とする精神障害（人格荒廃はない）
>   - 単極型：うつ病相または躁病相だけを繰返す
>   - 双極型：うつ病相と躁病相を交互に繰返す

原因 病因は解明されていませんが，**神経伝達系**，特にセロトニン神経系とノルアドレナリン神経系の関与が考えられており，これらモノアミンの脳内における代謝異常が原因として想定されています．また，遺伝因子，性格因子（真面目，几帳面など），心因子（ストレス，人間関係，転勤，昇進など）などの関与が考えられています．

症状

● うつ病

1) **感情障害**：理由もなく悲観した状態となる**抑うつ気分**が現れます．
2) **行動・意欲障害**：**意欲低下**，**行動制止**（行動する意欲に制止がかかり何もしたくなくなる状態），**うつ病性昏迷**（自発的な行動がまったくなくなり，話しかけられても，体を揺すられても，反応しなくなってしまう状態）が現れます．
3) **思考障害**：**微小妄想**がみられます．微小妄想には，**罪業妄想**（自分の行った行為が取るに足りない行為であるのに，取返しのつかない罪深いことをしてしまったと自らを責めるような状態），**貧困妄想**（自分にはお金がなく将来飢えて死んでしまうと考える，など），**心気妄想**（医学的に病気とは考えられないのに，病気であるという確信が強固な妄想），などがあります．感情の落ち込みが，物事の見方，認知を歪めている状態です．また，**思考制止**（考える力がなく，思考が進まない）がよくみられます．

看護目線 **うつ病患者に対するケア**

うつ病患者に対しては，叱咤激励は絶対に禁忌です．激励すると，状態はかえって悪化します．患者の長期間のつらい気持ちに対して共感・受容するようにします．うつ病患者の入院では，家族や会社の上司の面会はかえって不安をつのらせることがありますので，控えるようにします．

うつ病は人間関係，社会関係のひずみが精神に及ぼした結果，不協和音を発する楽器のようになった状態といえます．援助によって，もとの正しい和音に戻してあげることが，最良の回復の促進となります．

4) **睡眠障害**：特異的症状として，早朝覚醒，睡眠過多などがあります．
5) **自殺企図**（希死念慮）：うつ病では約半数の患者で死にたいと思うような時期があり，それは病初期と回復期に多いです．極期では自殺する気力までもなくなるからです．
6) **その他の症状**：日内変動がみられ，朝は症状が重く夕方に軽快します．不安発作，便秘，尿閉，食欲不振がみられます．

● 躁　病

1) **感情障害**：理由もなく機嫌のいい状態である**爽快気分**が現れます．ところが，ささいなことで不機嫌になります（易刺激性）．
2) **行動・意欲障害**：多動・多弁，**行為心迫**（次々に行動をしたがる一種の興奮状態）が現れます．
3) **思考障害**：**観念奔逸**（考えが次々に浮かび，まとまらない状態），**誇大妄想**（二次妄想（自分の何らかの経験と関わりがある妄想），現実から逸脱して自己を過大評価し，思考内容も誇大的になる）が現れます．
4) **睡眠障害**：夜間活動性になり，寝ないでも活動を続け強い不眠となります．
5) **その他の症状**：躁病では病識がありません．下痢や過食がみられます．

> ポイント
> ● 躁うつ病の症状
> ・うつ病：感情障害（抑うつ気分），行動・意欲障害（意欲低下，行動制止），思考障害（微小妄想），睡眠障害，自殺企図 など
> ・躁　病：感情障害（爽快気分），行動・意欲障害（作為心迫），思考障害（観念奔逸，誇大妄想）など

治療指針

● うつ病

　SSRI（選択的セロトニン再取込み阻害薬，フルボキサミンなど），**SNRI**（セロトニン・ノルアドレナリン再取込み阻害薬），**三環系抗うつ薬**（イミプラミンなど）が用いられます．SSRI の副作用には嘔気があります．三環系の副

気分障害（躁うつ病）　　185

作用に抗コリン作用（便秘，尿閉，口渇など）や起立性低血圧があります．その他の治療として**精神療法**があり，また，うつ病には電気けいれん療法が有効であるとされています．

● 躁　病

躁病の薬物療法では，**炭酸リチウム**が用いられますが，量が多い場合リチウム中毒に注意が必要です．量が少ないと効きません．効果が現れるまでに1～2週間かかります．

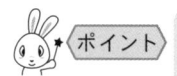

〈ポイント〉
●躁うつ病の治療
・うつ病：薬物療法（SSRI，SNRI，三環系抗うつ薬）
・躁　病：薬物療法（炭酸リチウム）

巻末問題

巻末問題

番号に＊印の付いた問題は，この本を読んだだけでは答えられないかもしれませんが，実習現場や国家試験で登場する重要な設問です．これからの学習で理解できるようになって下さい．

1章 医療系学部で学ぶことと職種

解答 ⇒ p.198

1 心臓の組織（心筋）に酸素を送る血管の名称は何か．
① 心臓動脈　② 冠状動脈
③ 門　脈　　④ 肺動脈

2 肺に血液が余分にたまった状態を何とよぶか．
① 肺水腫　② 肺塞栓
③ 肺梗塞　④ 肺うっ血

3 消化管が食物を送る運動は何か．
① 線毛運動　② 蠕動運動
③ 自律運動　④ 有酸素運動

4 副交感神経が弛緩させる筋肉はどれか．
① 上腕二頭筋　② 外肛門括約筋
③ 内肛門括約筋　④ 直腸壁の平滑筋

5 つぎの微生物をサイズの小さいものから順に並べよ．
① 寄生虫　② ウイルス
③ 真　菌　④ 細　菌

6 誤っているのはどれか．
① 表皮は重層扁平上皮から成る．
② 気管支上皮は線毛をもつ．
③ 胆嚢上皮は胆汁をつくる．
④ 骨格筋は横紋をもつ．

7 血液に含まれる細胞成分を3種類あげよ．

8 体重70 kgの成人男性に含まれる体液の重量を計算せよ．

9 成人における細胞内液と細胞外液の比はどれか．
細胞内液：細胞外液＝ ① 2：1
　　　　　　　　　　② 3：1
　　　　　　　　　　③ 1：2
　　　　　　　　　　④ 1：3

10 血漿中に含まれないものはどれか．
① 赤血球　② 糖
③ アミノ酸　④ 酵　素

11 蒸留水に赤血球を入れると赤血球はどのように変化するか．
① 細胞内液が外に出て縮む．
② 細胞内に水分が引き込まれて破裂する．
③ 何も変化はない．

12 筋肉の収縮に直接作用するタンパク質を二つ選べ．
　① アルブミン　　② グロブリン
　③ ミオシン　　　④ アクチン

13 肘を伸展させる筋肉はどれか．
　① 上腕筋　　　　② 上腕二頭筋
　③ 上腕三頭筋　　④ 大胸筋

14 筋肉がうまく動かせなくなる原因とはなりにくいのはどれか．
　① 脳出血　　② 骨　折
　③ 肺　炎　　④ 電解質異常

15 血液中に含まれるものをすべて選べ．
　① 赤血球　　　② カリウムイオン
　③ 酵　素　　　④ ステロイド

16 各職種が対象者に行う行為の説明で誤っているものを二つ選べ．
　① 看護師は保健指導を行うことができる．
　② 臨床検査技師は病理組織診断を行う．
　③ 臨床工学技士は生命維持管理装置の先端部を身体に接続する場合がある．
　④ 理学療法士は電気刺激やマッサージを行う．
　⑤ 作業療法士は社会的適応能力の回復を図る．
　⑥ 診療情報管理士は都道府県が認可する資格である．

2章 知っておきたい 生物と化学の基礎知識

解答 ⇨ p. 198

17 五大栄養素とは何か．

18 生理食塩水1Lをつくるのに塩が何グラム必要か計算せよ．

19* ビタミンAとビタミンCの欠乏症は何か．

20 ビタミンとミネラルは化学的にどこが違うか．

21 正しいのはどれか．
　① 水素イオン濃度が高いとpHは小さい．
　② 水素イオン濃度が高いと酸度は高い．
　③ pHが大きい溶液は酸っぱい．
　④ 体液は中性である．

22 塩酸と酢酸ではどちらが強い酸か．pHはどちらが大きいか．

23 ヒトの体の中で起こる代表的な同化と異化の例をあげよ．

24 アセチルコリンはどんな病気と関係しているか．

25 血友病の潜在的な形質保持者（保因者）である母親から生まれた男児が血友病を発症する確率はつぎのうちどれか．
　① 100％　　② 50％
　③ 25％　　　④ 0％

26 誤っているのはどれか．
　① 肝臓は上皮組織に含まれる．
　② 骨組織は結合組織に含まれる．

③ 横紋は随意筋だけにある．
④ 髄鞘はグリア細胞から成る．

27 抗体を産生する細胞はどれか．
① 顆粒球　② マクロファージ
③ T 細胞　④ B 細胞

28 胎盤を通過する免疫グロブリンはどれか．
① IgA　② IgD　③ IgE
④ IgG　⑤ IgM

29 脳における中枢の局在で誤っている組合わせはどれか．
① 運動—前頭葉　② 感覚—頭頂葉
③ 視覚—後頭葉　④ 循環—延髄
⑤ 摂食—中脳

30 小脳に出血や梗塞が起こったときに予想される症状はどれか．
① 失明する．
② 難聴になる．
③ まっすぐに歩きにくい．
④ 頻尿になる．

31 ホルモンとそれを分泌する臓器の組合わせで誤っているのはどれか．
① 下垂体前葉—副腎皮質刺激ホルモン
② 下垂体後葉—オキシトシン
③ 甲状腺—カルシトニン
④ 副腎皮質—男性ホルモン
⑤ 卵　巣—黄体形成ホルモン

32* 糖質コルチコイドが過剰となったときに予想される症状はどれか．
① 低血圧　② 感染しやすい
③ 低血糖　④ 体重減少

33 チロキシンが不足したときに予想される症状はどれか．
① 発汗増加　② 血中カルシウム減少
③ 高血糖　④ 体温低下

34 痛風にかかった場合に避けるべき飲食物はどれか．
① プリン体カット発泡酒
② ウナギ　③ キャベツ
④ こんにゃく

35 食物が口から取込まれて消化吸収され，肛門から排泄に至る通過経路に含まれるものをつぎの①〜⑪から選んで正しく並べよ．
① 空　腸　② 回　腸　③ 肝　臓
④ 腎　臓　⑤ 食　道　⑥ 結　腸
⑦ 胃　　　⑧ 膵　臓　⑨ 十二指腸
⑩ 咽　頭　⑪ 直　腸

36 横隔膜を通過しないものはどれか．
① 食　道　② 気　管
③ 大静脈　④ 大動脈

37 肺で酸素を得た血液が心臓を経て全身を巡り，再び心臓を経て肺へ戻ってくる経路を順に列挙せよ．
① 肺動脈　② 肺静脈
③ 大動脈　④ 上大静脈・下大静脈
⑤ 右心室　⑥ 左心室
⑦ 右心房　⑧ 左心房

3章 知っておきたい病気の基礎

解答 ⇨ p.198

38 世界保健機関とその健康の定義について誤っているのはどれか．

① 世界保健機関の略称はWHOである.
② 健康の定義には精神的良好であることも含まれる.
③ 健康の定義には社会的良好であることも含まれる.
④ 本部は米国のニューヨークにある.

39 内因性疾患はどれか.
　① 感染症　　② 薬物中毒
　③ 酵素欠損症　④ 骨折

40 細菌の分類に使われる染色はどれか.
　① グラム染色
　② パパニコロウ染色
　③ ヘマトキシリン・エオシン染色（HE染色）
　④ ギムザ染色

41 病気と，それが発生してくる原因で誤っている組合わせはどれか.
　① 糖尿病―代謝調節の乱れ
　② アレルギー―免疫系の乱れ
　③ 血友病―自己抗体の出現
　④ 癌―ウイルス
　⑤ サリドマイド―薬害

42 バイタルサインを五つあげよ.

43 悪性腫瘍の原因となりうるものをすべて選べ.
　① ウイルス　② 遺伝子の異常
　③ 紫外線　　④ タール

4章 循環器・血液系の病気

解答 ⇨ p.199

44 成人において収縮期血圧と拡張期血圧の範囲がつぎの場合，高血圧と判断するのはどれか. 答は一つとは限らない.
　① 140/84 mmHg　② 134/86 mmHg
　③ 124/88 mmHg　④ 141/92 mmHg

45 狭心症と心筋梗塞に関するつぎの記述のうち，心筋梗塞にのみ当てはまるものを二つ選べ.
　① 動脈硬化と関連することが多い.
　② 症状として胸痛がある.
　③ 心電図に異常が現れる.
　④ 心筋が壊死に陥る.
　⑤ 血中の白血球数が増加する.

46 心筋梗塞の胸痛について正しいのを二つ選べ.
　① ニトログリセリンは無効である.
　② 狭心症の胸痛よりも持続時間が短い.
　③ 放散痛はみられない.
　④ 糖尿病患者では胸痛の訴えが少ない.

47* 急性骨髄性白血病の患者が強力な化学療法を受けた場合の症状と対応として，正しいものはどれか. 答は一つとは限らない.
　① 不可逆的な脱毛がある.
　② 発熱は腫瘍熱が考えられる.
　③ 汎血球減少状態にある.
　④ 放射線照射をした血液製剤を用

5章 脳・神経系の病気

解答 ⇨ p. 199, 200

48 脳梗塞は脳血栓症と脳塞栓症に分けられるが脳塞栓症の特徴はどれか．
① 一過性脳虚血発作（TIA）が前駆症状としてみられる．
② 脳梗塞の範囲は大きくない．
③ 発症は睡眠中や安静時に起こり，緩徐に階段状に進行する．
④ 心房細動，僧帽弁狭窄症などの心疾患が起こって，しばらくしてから発症する．

49 つぎの疾患のうち，血圧コントロールが予防として最も有効であるものはどれか．
① 脳血栓　　② 脳塞栓症
③ 脳出血　　④ くも膜下出血

50 アルツハイマー病の特徴はどれか．
① 精神機能の低下にむらがある．
② 人格は比較的よく保たれる．
③ 麻痺などの神経学的症状を伴いやすい．
④ CT上で脳の萎縮がみられる．

51* パーキンソン病患者の歩行訓練において訓練者が行う助言で適切なのはどれか．
① すくみ足には歩行器を使うよう勧める．
② メトロノームはすくみ足の軽減に有効である．
③ 補助者と手をつないで歩くよう勧める．
④ 歩行時はかかとから足をつくようにするのがすくみ足に有効である．

52 重症筋無力症の原因として正しいものはどれか．
① 大脳から末梢神経までのすべての運動神経系に変性をきたす疾患である．
② 遺伝性に筋肉そのものが萎縮する疾患である．
③ 末梢神経が左右対称性に広範囲におかされる多発神経炎の一つである．
④ アセチルコリン受容体に対する自己抗体が発症に関与する．

53 疾患とその発生に関連する物質の組合わせで誤っているのはどれか．
① 脳血栓症―ウロキナーゼ
② アルツハイマー病―アミロイド
③ パーキンソン病―ドーパミン
④ 重症筋無力症―アセチルコリン

6章 消化器系の病気

解答 ⇨ p. 200

54 空腹時の腹痛を特徴とする疾患はどれか．
① 胃潰瘍　　　② 腸閉塞
③ 十二指腸潰瘍　④ 胆石症

55 食道癌の特徴で正しいのはどれか．
① 食道癌は腺癌が多い．
② 食道癌では肺への転移は少ない．
③ 食道癌の初期治療は薬物療法に限られている．
④ 喫煙やアルコール，熱い飲食物などの刺激は，食道癌の危険因子（リスクファクター）である．

56 胃癌の特徴で正しいのはどれか．
① 胃は分泌性臓器のため胃癌には扁平上皮癌が多い．
② 早期胃癌の肉眼的分類としてボールマン分類がある．
③ 早期胃癌とは，癌の浸潤が粘膜，粘膜下層にとどまるものをいう．
④ 胃癌の初期治療は薬物療法に限られている．

57 血液感染するのはどれか．
（第97回 看護師国家試験問題）
① 結核　　② A型肝炎
③ B型肝炎　④ インフルエンザ

58 大腸癌で正しいのはどれか．
① 大腸癌の95％は扁平上皮癌である．
② 大腸癌は直腸，S状結腸に多い．
③ 大腸の良性腫瘍は胃の良性腫瘍よりも癌化しにくい．
④ 大腸癌は転移を起こしにくい．

59 ①〜⑤でウイルスに関連して発生する頻度が最も高いのはどれか．
① 消化性潰瘍　② 食道癌
③ 胃癌　④ 大腸癌　⑤ 肝癌

7章 呼吸器系の病気
解答 ⇨ p.200

60 気管支喘息で正しいのはどれか．
① 喘息発作は日中の活動期に起こることが多い．
② 呼吸機能検査では1秒率や1秒量の低下が認められる．
③ 気管支喘息の発作時は吸気の延長を認める．
④ 喘息の主症状は粘液分泌の亢進による慢性的な気管支粘液栓の形成である．

61 肺気腫で正しいのはどれか．
① 遺伝性に発生する場合が最も多い．
② 肺胞壁が破壊されて肺胞が拡大している．
③ 気管支は拡張する．
④ 肺活量が減少する．

62 肺癌の分類として<u>用いられない</u>言葉を一つ選べ．
① 扁平上皮癌　② 腺癌
③ 小細胞癌　④ 非小細胞癌
⑤ ウイルス性癌

8章 感染症
解答 ⇨ p.200, 201

63 インフルエンザについて正しいのはどれか．
① インフルエンザに罹患した場合，解熱したらすぐに登校してもよい．
② インフルエンザでハイリスクな

のは，抵抗力の弱い高齢者，乳幼児，呼吸器疾患患者などである．
③ C型インフルエンザウイルスは大流行する．
④ インフルエンザワクチンの抗体価は5～6カ月持続する．

64* 結核について正しいのはどれか．
（第90回 看護師国家試験問題）
① 塗抹検査には抗酸菌染色を用いる．
② 遺伝子検査は培養検査より時間を要する．
③ 感染1週後からツベルクリン反応が陽性となる．
④ 感染数年後に粟粒結核に進行する．

65* 後天性免疫不全症候群（エイズ）について正しいのはどれか．
① ヒト免疫不全ウイルス（HIV）は，レトロウイルスに分類され，DNAウイルスである．
② 血中のCD4陽性リンパ球数が200/μL以下になった場合は，症状がなくても合併症の予防治療を検討する．
③ HIVに感染すると，すべての人が1年以内にエイズを発症する．
④ 抗HIV抗体が検出されなければ，HIVの感染はない．

66 食中毒の原因となる可能性が低い病原体はどれか．
① ノロウイルス　② サルモネラ菌
③ カンピロバクター
④ 黄色ブドウ球菌　⑤ 結核菌

9章 生殖器の病気

解答 ⇨ p. 201

67* 乳癌について正しいのはどれか．
① 乳癌の進行は閉経とともに休止する．
② 日本人女性の乳癌有病率は現在減少傾向にある．
③ 乳房温存手術では術後の局所放射線療法は行わない．
④ 乳癌は腫瘤の触知をきっかけとして発見されることが多い．

68 子宮癌で正しいのはどれか．
① 子宮癌は発生部位によって，子宮頸癌と子宮体癌（子宮内膜癌）とに分類されるが，子宮体癌がそのほとんどを占める．
② 子宮頸癌の多くは病理組織学的に扁平上皮癌である．
③ 子宮頸癌は子宮体癌より放射線感受性が低い．
④ 子宮体癌は子宮頸癌と比べ早期発見率が高い．

69 悪性腫瘍において，発生する頻度が高い組織型との組合わせとして正しいのはどれか．
① 食道癌―大細胞癌
② 胃　癌―小細胞癌
③ 肺　癌―腺　癌
④ 子宮頸癌―腺　癌
⑤ 子宮体癌―扁平上皮癌

70 成人男性の直腸診で腹側に鶏卵

大の臓器を触れた場合，この臓器はどれか．
① 副 腎　　② 膀 胱
③ 精 巣　　④ 前立腺

71 発生にホルモンとの関連が低い疾患はどれか．
① 乳 癌　　　② 子宮体癌
③ 子宮頸癌　　④ 前立腺肥大症

10章 代謝・内分泌／免疫系の病気

解答 ⇨ p. 201, 202

72* ２型糖尿病患者への食事指導で正しいのはどれか．
（第95回 看護師国家試験問題）
① 摂取カロリーは標準体重から算出する．
② インスリン治療中はカロリー制限をしない．
③ 糖質による摂取カロリーは全体の30％以下にする．
④ 肥満がある場合には，1200 kcal/日以下とする．

73 痛風で正しいのはどれか．
（第97回 看護師国家試験問題）
① 中年女性に多い．
② 痛風結節は痛みを伴う．
③ 発作は飲酒で誘発される．
④ 高カルシウム血症が要因である．

74 バセドウ病で高値となるのはどれか．（第90回 看護師国家試験問題）
① 血清コレステロール
② TSH（甲状腺刺激ホルモン）
③ 血清カルシウム
④ 抗TSH受容体抗体

75 発生に自己抗体が関係しない疾患を二つ選べ．
① バセドウ病　　② 関節リウマチ
③ アトピー　　　④ １型糖尿病
⑤ 痛 風

76* 関節リウマチで正しいのはどれか．（第99回 看護師国家試験問題）
① 膠原病のなかで最も頻度の高い疾患である．
② 夕方の関節の痛みとこわばりが特徴的である．
③ 関節炎が３箇所以上に多発することはまれである．
④ 関節リウマチに癌を合併したものが悪性関節リウマチである．

77 スギ花粉によるアレルギー性鼻炎患者の花粉飛散時期前後の指導で適切なのはどれか．
（第98回 看護師国家試験問題）
① 洗濯物は屋外で完全に乾燥させる．
② ほこりを吸わないよう掃除は控える．
③ 化学繊維素材よりも毛織物の衣類を選ぶ．
④ 花粉飛散の前から抗アレルギー点鼻薬を使用する．

78 アトピー性皮膚炎で正しいのはどれか．（第95回 看護師国家試験問題）
① IgE抗体が関与する．
② 抗核抗体が陽性になる．

③ 四肢の伸側に好発する．
④ 患部の発汗が増加する．

79 脂質異常症について正しいのはどれか．
① 脂質異常症は動脈硬化症の危険因子である．
② コレステロールの生合成は日中に亢進する．
③ ストレス，肥満，喫煙などは続発性脂質異常症の原因とはならない．
④ 原発性脂質異常症の原因としてネフローゼ症候群がある．

11章 こころの病気

解答 ⇨ p. 202

80 統合失調症の陰性症状はどれか．（第97回 看護師国家試験問題）
① 作為体験　② 感情鈍麻
③ 滅裂思考　④ 被害妄想

81 入院中のうつ病患者が"私は皆に迷惑をかけている悪い人間です"と訴えている．患者にみられる症状はどれか．（第98回 看護師国家試験問題）
① 関係妄想　② 罪業妄想
③ 妄想気分　④ 注察妄想
⑤ 心気妄想

巻末問題の解答

1章（本文 p. 189, 190）
1 ②　2 ④　3 ②
4 ③　5 ②, ④, ③, ①　6 ③
7 赤血球, 白血球, 血小板　8 42 kg
9 ①　10 ①　11 ②
12 ③, ④　13 ③　14 ③
15 ①, ②, ③, ④
解説 ステロイドにはステロイドホルモンやコレステロールなどがある.
16 ②, ⑥

2章（本文 p. 190, 191）
17 糖質（炭水化物）, 脂質, タンパク質, ビタミン, ミネラル
18 9 g
19 ビタミン A: 夜盲症, 眼球乾燥症, 皮膚や粘膜の角化, 免疫力の低下など.
ビタミン C: 壊血病
20 ビタミンは有機化合物, ミネラルは無機化合物
21 ①
22 強い酸は塩酸. pH は酢酸の方が大きい.
23 同　化: コレステロール合成, グリコーゲン合成
異　化: 好気呼吸, 嫌気呼吸
24 重症筋無力症, アルツハイマー病
25 ②（X^aY が血友病となる.）
解説

父＼母	X^A	X^a
X^A	X^AX^A	X^AX^a
Y	X^AY	X^aY 男児

26 ③（不随意筋である心筋にもある.）
27 ④　28 ④
29 ⑤（摂食中枢は間脳視床下部にある.）
30 ③　31 ⑤（脳下垂体前葉）
32 ②（糖質コルチコイドには免疫抑制作用がある.）
33 ④（チロシンには異化を促進させて熱を産生する働きがある.）
34 ②
35 ⑩→⑤→⑦→⑨→①→②→⑥→⑪
36 ②
37 ②→⑧→⑥→③→④→⑦→⑤→①

3章（本文 p. 191, 192）
38 ④（本部はスイスのジュネーブにある.）
39 ③
40 ①
解説 パパニコロウ染色は細胞診, HE 染色は一般的な組織観察や病理診断, ギムザ染色は末梢血球などを観察する際にそれぞれ用いられる染色である.
41 ③
解説 血友病は遺伝子の異常で起こる先天性疾患. 自己抗体の出現で起こる自己免疫疾患には SLE, 関節リウマチなどがある. 自己免疫疾患は, 免疫系の乱れで起こるアレルギーの一種である.
42 脈拍, 血圧, 体温, 呼吸数, 意識状態
43 ①, ②, ③, ④

4章 (本文 p.192, 193)

44 ①, ④

解説 収縮期血圧140 mmHg以上，または，拡張期血圧90 mmHg以上で高血圧と判断される．

45 ④, ⑤

46 ①, ④

解説 ①○ ニトログリセリンは無効で，鎮痛のためにモルヒネ塩酸塩を用いる．
②× 一般に狭心症の胸痛よりも激しく長く続く．
③× 左肩，左上肢などに放散痛がみられる．
④○ 糖尿病があると動脈硬化を起こすため，脳梗塞や心筋梗塞に罹患しやすいが，末梢神経障害により胸痛を感じにくいことがある．

47 ③, ④

解説 ①× 抗癌剤による脱毛は可逆的である．
②× 発熱は白血球減少のために何らかの感染症を合併したものと考えられる．適切な抗生物質の投与が必要である．
③○ 白血病の特徴的症状で化学療法によってさらに進行する可能性がある．
④○ 致死的な輸血後GVHD（移植片対宿主病）を予防するために必ず放射線照射をした血液製剤を用いる．

5章 (本文 p.193)

48 ④

解説 脳塞栓症は，心房細動，僧帽弁狭窄症などの心疾患が起こって，これでできた血栓が脳血管に流れてきて，突発的に発症する．脳自体にまったく問題がなくても起こるものである．④以外の選択肢は脳血栓症についてのものである．

49 ③

解説 脳出血の主要な原因は高血圧であり，塩分の過剰摂取，寒冷刺激，ストレス，多量の飲酒などを避け，血圧をコントロールするのが予防になる．

50 ④

解説 ①× 脳血管性認知症の特徴である．このことにより，まだら認知症ともいわれる．
②× 脳血管性認知症の特徴である．アルツハイマー病では病勢の進行に伴って人格は崩壊する．
③× 脳血管性認知症の特徴であり，多発性の小さい脳梗塞によるものである．

51 ②

解説 すくみ足とは歩行開始時にすぐに歩き出せないことをいう．すくみ足に対しては，患者の前に線を引き，またぐ訓練を行う．パーキンソン病の一般的な歩行訓練としては，前傾前屈姿勢にならないように背筋を伸ばし，手足を大きく動かし，大またでリズミカルに歩く訓練を行う．
①× 歩行器は転倒予防にはなるが，すくみ足を軽減させる練習にはならない．
②○ メトロノームを使ってリズムをとることで，すくみ足を軽減させる練習となる．
③× パーキンソン病では重心が前にあり，突進歩行となるため，補助者は前方で向かい合って手をつないで歩行介助をする．
④× かかとから足をついて歩行するようにするのは，小刻み歩行や突進歩行を軽減させる練習に有効であるが，すくみ足の軽減につながる練習ではない．パーキンソン病の一般的な歩行訓練として，一歩ごとに"かかと，かかと"と声を出して，意識

して歩行するようにする．

52 ④

解説 ①× このような疾患の例として筋萎縮性側索硬化症がある．
②× このような疾患の例として進行性筋ジストロフィーがある．
③× このような疾患の例としてギラン・バレー症候群がある．
④○ 重症筋無力症は，自己抗体のために，神経筋接合部においてアセチルコリン受容体が減少し，化学伝達が障害されて，筋収縮が起こりにくくなっている自己免疫疾患である．

53 ①（ウロキナーゼは血栓を溶かす薬である．）

6章 (本文 p.193, 194)

54 ③

解説 ①× 食後にチクチクと痛む場合は胃潰瘍の可能性がある．胃酸を吸い込んだ食物の塊が胃角部小弯を刺激するという説がある．
②× 腸閉塞の種類にもよるが，絞扼性腸閉塞では持続的な腹痛がみられる．
③○ 空腹時に胃酸が十二指腸球部を刺激するために痛みが起こるとされている．
④× 脂肪に富んだ食事をした後に，右季肋部痛が出現する．胆嚢が胆汁を排出するために収縮するからである．

55 ④

解説 ①× 食道癌は扁平上皮癌が多い．
②× 食道は漿膜がないので食道癌は隣接の臓器に容易に浸潤する．
③× 食道癌の場合，放射線照射が有効である．

56 ③

解説 ①× 分泌腺のある臓器では腺癌が多い．したがって，胃癌では腺癌が多い．
②× ボールマン分類は進行胃癌の肉眼的分類を示すものである．
③○ 早期胃癌は，癌細胞の深達度により定義され，リンパ節転移は問わない．
④× 早期胃癌では内視鏡的あるいは外科的根治術が原則である．QOLの観点から内視鏡的局所手術が行われ外科的根治術は胃切除と所属リンパ節郭清が行われる．

57 ③

解説 ①× 結核は経気道的に飛沫感染または空気感染する．
②× A型肝炎は経口感染である．
④× インフルエンザは飛沫感染または空気感染する．

58 ②

解説 ①× 大腸癌の95％は腺癌である．
③× 大腸の良性腫瘍は腺腫であることが多く，胃の良性腫瘍に比べて癌化しやすい．
④× 大腸癌は血行性に門脈を経て転移するため，肝転移を起こしやすい．

59 ⑤（肝炎ウイルスによる．）

7章 (本文 p.194)

60 ②

解説 ①× 喘息発作は明け方に起こることが多い．
③× 気管支喘息の発作時は呼気の延長を認める．
④× 喘息の主症状は気道狭窄による呼吸障害や，喘鳴，粘稠性の痰である．

61 ②（おもに喫煙が原因である．）

62 ⑤

8章 (本文 p.194, 195)

63 ②

解説 ①× インフルエンザに罹患した場合，解熱後2日までは登校禁止（2011年現在）．
③× A型インフルエンザウイルスが大流行する．
④× インフルエンザワクチンは不活化ワクチンで投与2週間で抗体がつき始め，徐々に減少し，3～4カ月ほど持続する．

64 ①

解説 ②× 培養検査は通常4～8週間の培養により最終判定を行っている．遺伝子検査は検体提出から1～2日で結果が出る．
③× ツベルクリン反応は，結核菌に感染している場合，結核菌の死菌成分を皮内投与することにより，Ⅳ型アレルギー反応を応用して，遅延型（48時間）の皮膚反応を生じさせる細胞性免疫反応である．結核でツベルクリン反応が陽性を呈するようになるのは感染1カ月後からである．
④× 粟粒結核は，結核菌が血流の流れにのり全身にまき散らされ，多数の臓器に結核性病変が形成された状態であり，結核感染数年後に進行するというわけではない．特に高齢者や基礎疾患のある者に免疫抑制剤などを使用した場合に，随伴して発症することが多くなっている．

65 ②

解説 ①× RNAウイルスである．
③× HIVに感染してからエイズ発症まで，数年～10年くらいといわれている．
④× 抗HIV抗体の有無が検査可能となるのは感染後6～8週以降であり，感染直後は抗体が検出されない．

66 ⑤

9章 （本文 p. 195, 196）

67 ④

解説 ①× 乳癌は40～50歳代の閉経期前後に最も多くみられる．
②× 乳癌は少子化によるエストロゲンの影響や生活習慣，特に食生活の欧米化により，日本では近年増加傾向が顕著である．
③× 温存症例では，残存乳房に放射線照射を併用することが多い．

68 ②

解説 ①× 日本では，子宮頸癌が全子宮癌の約70％を占めるとされている．
③× 一般に扁平上皮癌（子宮頸癌に多い）は放射線感受性が高い．腺癌（子宮体癌に多い）は放射線療法の効果があまり期待できない．
④× 子宮体癌は子宮頸癌と比べ早期発見率が低い．

69 ③

解説 ①扁平上皮癌，②腺癌，④扁平上皮癌，⑤腺癌

70 ④

解説 前立腺は正常な状態ではクルミ大で軟らかく，後部尿道を取囲んでいる．しかし，前立腺肥大症では肥大し，残尿症状期に直腸診で腹側に鶏卵大に触れ，弾性硬を呈する．放置すると，溢流性尿失禁，尿閉，腎機能障害や尿毒症に至る．

71 ③（子宮頸癌はヒトパピローマウイルスによる感染症である．）

10章 （本文 p. 196, 197）

72 ①

解説 ①○ 日本糖尿病学会の糖尿病治療ガイドでは，1日の摂取カロリーは，標準体重×身体活動量から求めるとしている．標準体重はBMIの元々の式の身長 $(m)^2 \times 22$ から算出する．

② × インスリン治療中であっても摂取カロリーの制限をする．ただし，低血糖を防ぐため，適切な時間に補食をするように指示する場合がある．
③ × 一般的には摂取エネルギー量の50～60％を糖質で摂取することを指導する．
④ × 肥満がある場合でも，体重1kg当たり25kcal以下にならないようにする．これは，平均24kcal/kgの基礎代謝量を下回ると体タンパク質・脂肪の異化作用が亢進して，病状が悪化するおそれがあるためである．

73 ③

解説 ① × 痛風は圧倒的に男性に多い病気である．痛風の原因である血清尿酸値が女性では低いからで，女性ホルモンには腎臓からの尿酸の排泄を促す働きがある．
② × 痛風結節は，尿酸が尿酸ナトリウムの結晶となって，関節や軟骨の周辺，皮下組織などに沈着し，こぶ状の組織を形成したものである．疼痛は伴わない．
③ ○ エチルアルコール代謝に伴い，尿酸の生成が高まり，さらに，同時に生成される乳酸によって，尿酸の排泄が障害される．特にビールはプリン体が含まれるため，尿酸値への影響が大きい．
④ × 痛風の原因は高尿酸血症である．

74 ④

解説 ① × 血清コレステロールは代謝の亢進により低下する．
② × 甲状腺ホルモンが高値になると，負のフィードバックが働いて，下垂体からのTSH分泌は抑制されることになる．
③ × 血清カルシウムが高値となるのは副甲状腺機能亢進症の方である．
④ ○ バセドウ病ではTSH受容体に対する自己抗体であるTSH受容体抗体が生じ，それがTSHの代わりにTSH受容体を過剰に刺激することにより，甲状腺ホルモンが必要以上に産生される．抗TSH受容体抗体を測定するとバセドウ病では80～90％で陽性となる．

75 ③，⑤

76 ①

解説 関節リウマチは，20～40歳代の女性に好発する，自己免疫によって起こる非化膿性の多発性関節炎である．
② × 関節の痛みとこわばりは，朝起床時に起こり，1時間以上持続する．
③ × 関節炎は3箇所以上に多発する．
④ × 関節リウマチに，血管炎をはじめとする関節外症状を認め，難治性もしくは重篤な病態を伴う場合，悪性関節リウマチとされる．悪性関節リウマチは特定疾患治療研究事業の対象疾患となっている．

77 ④

78 ①

解説 ② × 抗核抗体の陽性は膠原病などでみられるが，アトピー性皮膚炎ではみられない．
③ × 幼小児期では四肢屈曲部，思春期・成人期では上半身．
④ × 乾燥傾向．

79 ①

解説 ② × 夜間に亢進する．
③ × 原因となる．
④ × 続発性脂質異常症の原因としてネフローゼ症候群，甲状腺機能低下症などがある．

11章 (本文 p.197)

80 ②

解説 ①，③，④は陽性症状．

81 ②

索引

あ

IgE抗体 174
アイソトープ検査 45
悪性新生物 73
アクチン 21
アシドーシス 39
アスパラギン酸アミノトラン
　スフェラーゼ(AST) 89, 130
アスピリン 68
アスピリン喘息 136
アスベスト 75
アセチルコリン
　　　　35, 86, 113, 136
アセチルコリン受容体 113
アセチルサリチル酸 68
アセトアルデヒド 37
アデニン 166
アデノシン三リン酸 (ATP)
　　　　32, 84
アテローム血栓性脳梗塞 104
アトピー 173
アトピー性皮膚炎 174
アトピー体質 174
アミノ酸 35
アミロイド 110
アラニンアミノトランスフェ
　　　ラーゼ (ALT) 130
RNA 41
アルカリ 38
アルカリ性 31
アルカローシス 39
歩く 21
アルコール 37, 75, 118
アルコールデヒドロゲナーゼ
　　　　37
アルツハイマー型認知症 109

アルツハイマー病 109
α受容体遮断薬 161
αブロッカー 161
アルブミン 131
アレルギー
　　　　50, 65, 114, 135, 173
アレルギー疾患 62
アレルギー性結膜炎 174
アレルギー性鼻炎 174
アレルギーマーチ 174
アレルゲン 50, 173
アンギオテンシン変換酵素阻
　　　　害薬 94
安静時狭心症 85
安静時振戦 111
アンモニア 39, 132

い

異化 32
胃潰瘍 116
医学的検査 76
胃角部小弯部 116
胃癌 75, 123
易感染宿主 149
胃酸 35, 118
1型糖尿病 162
一次結核 148
一次止血 82, 88
1秒率 139
1秒量 139
1回拍出量 77
一過性脳虚血発作 (TIA) 103
一酸化炭素 38, 48
逸脱酵素 89, 131
溢流性尿失禁 161
遺伝 40
遺伝子 30, 40, 99

EBM 4
意欲障害 182
医療従事者 3
インスリン 162
陰性症状 181
インターフェロン 131
院内感染 72, 149
院内肺炎 70
インフルエンザ 71, 144
インフルエンザウイルス 144
インフルエンザワクチン 146

う

ウイルス 49, 99, 151
ウイルス性肝炎 128
ウイルス性肺炎 70
ウェルニッケ失語症 104
右心不全 91
うっ血 93
ウロキナーゼ 90, 105
運動 21

え

エイズ (AIDS) 71, 150
栄養素 28
AST 89, 130
ALT 130
A型肝炎 130
液性免疫 50, 174
えくぼ徴候 158
壊死 5, 82, 91, 178
SSRI 184
SNRI 184
SOD 37

索引

S状結腸　127
ST　87
エストロゲン　157
壊疽　164
エタノール　37
X線検査　44
X線CT　44
HIV　71
H_2遮断薬　119
HDL　176
HbA1c　165
ATP　32, 84
エネルギー代謝　32
MRI（磁気共鳴画像）　45
LDH　89
LDL　176
LDLコレステロール　177
塩基　38
嚥下困難　122
塩酸　35
延髄　52
エンテロトキシン　153
塩分　79

お

O111　152
O157　152
横隔膜　137
黄色腫　178
黄色ブドウ球菌　153
黄疸　130
嘔吐　125
横紋筋線維　15
オセルタミビルリン酸塩　145

か

外因　63
外因性疾患　63
外腺　160
外転　23
解剖学　44
外膜　121
潰瘍　116
潰瘍性大腸炎　127
科学的根拠に基づく医療　4

核　30
拡散　18
拡張期血圧　78
獲得免疫　50
核膜　31
過形成　160
過酸化水素　37
下肢　22
加水分解　35, 36
加水分解酵素　33
ガス交換　48, 141
画像検査　44
下腿　22
カタラーゼ　37
脚気　73
活性酸素（ROS）　37
滑膜　172
滑膜炎　172
花粉症　173
仮面様顔貌　111
加齢　64
癌　14, 73, 156
肝炎　72, 128
肝炎ウイルス　129
癌化　37, 41
感覚器　45
感覚器系　44
感覚神経　52
感覚性失語症　104
肝癌　72, 131
眼球突出　170
桿菌　64
還元反応　37
肝硬変　72, 131
看護師　7
看護者の倫理綱領　7
看護職　7
癌細胞　49
間質液　18
感情障害　181
冠状動脈　5, 88
感情鈍麻　181
肝性脳症　132
関節の運動　23
関節リウマチ　170
感染　62
感染型　151
感染症　12, 63, 144
　——の定義　69
冠動脈造影　87

観念奔逸　184
間脳　52
カンピロバクター　153
寒冷刺激　136

き

記憶障害　110
期外収縮　95
器官　8, 42
気管筋　134
器官系　8
気管支喘息　134
気管支粘膜　134
気管食道瘻　120
希死念慮　184
寄生虫　151
寄生虫学の検査　11, 13
喫煙　75, 80, 99, 120, 123, 139, 143
基底膜　121
気道　134
気道狭窄　134
気分障害　182
記銘障害　110
脚　94
脚ブロック　95
嗅覚　45
球菌　64
急性肝炎　130
急性心不全　88
急性転化　101
急性脳症　152
急性白血病　99
橋　52, 108
狭心症　83
胸痛　85, 87
胸部中部食道　120
虚血性心疾患　83, 88
拒食　181
拒絶症　181
キラーT細胞　50, 130
禁煙指導　141
筋固縮　111
筋組織　42
筋肉
　——の収縮　21
　——の分類　113

索引

筋肉痛 145

く

グアニン 166
空気感染 147
空笑 182
薬の定義 62
口すぼめ呼吸 139
屈曲 23
くも膜 106
くも膜下出血 106
グラム陰性菌 64
グラム陽性菌 64
グリア細胞 43
グリコーゲン 163
グリセオール 109
クリッピング手術 108
グルコース 163
グルタミン酸オキサロ酢酸アミノトランスフェラーゼ（GOT）89
クルッケンベルグ腫瘍 125
クレアチンキナーゼ 89
クレチン病 53
クロモソーム 40

け

経口ブドウ糖負荷試験 165
経尿道的前立腺切除術 161
下血 119
血圧 19, 77
血液 18, 47, 77
血液学的検査 11, 15
血液凝固 46
血液凝固因子 131
血液検査 47
血液浄化装置 16
血液製剤 72
結核 71, 146
結核菌 64, 147
血管 46, 56
血球 47, 98
血行性転移 141
結合組織 42

血漿 18, 47, 98
血小板 47, 82, 88, 99, 177
血清学的検査 11
血清療法 51
血栓 82, 102
血栓溶解薬 90, 105
血痰 143
血友病 66
解毒 132
解熱鎮痛消炎薬 118
ケルニッヒ徴候 107
原核生物 31
健康 28
肩甲骨 23
減数分裂 40
幻聴 181
見当識障害 110

こ

抗アセチルコリン受容体抗体 114
抗ウイルス薬 71
高LDLコレステロール血症 176
好塩基球 174
好塩性菌 152
高塩分食 79, 123
抗癌剤 126
交感神経 52, 81, 86, 118
攻撃因子 116
高血圧 77, 88, 91
抗血液凝固薬 90
抗原 49, 174
交差反応 173
抗酸菌 147
恒常性 46, 79
甲状腺 167
甲状腺刺激ホルモン 168
甲状腺腫 170
甲状腺ホルモン 168
合成酵素 33
抗精神病薬 182
酵素 32, 65
抗体 49, 113, 145, 174
抗体医薬品 49
好中球 172, 174
抗TSH受容体抗体 169

後天性免疫不全症候群 71, 150
行動制止 183
後頭葉 104
高トリグリセリド血症 176
高尿酸血症 165
高熱 145
抗ヒスタミン薬 119
高病原性鳥インフルエンザ 145
項部硬直 107
興奮 181
硬膜 106
肛門括約筋 9
誤嚥 12
コエンザイム 29
誤嚥性肺炎 120
小刻み歩行 112
呼吸 32
呼吸器系 44, 56, 134
──の構造 135
呼吸筋麻痺 114
呼吸困難 134
黒質 111
黒色便 97
国民病 71, 73
こころの病気 180
誇大妄想 184
骨髄 47
骨髄穿刺 101
コドン 41
コーヒー残渣様 119
固有筋層 117, 121
コリンエステラーゼ阻害薬 115
コレステロール 176
コンピューター断層撮影 44
コンプロマイズドホスト 149
昏迷 181

さ

細菌 49, 151
──の分類 64
罪業妄想 183
再出血 107
細胞 28, 30
細胞外液 18
細胞検査士 14

索引

細胞質　30
細胞小器官　31
細胞診　14, 158, 159
細胞性免疫　50
細胞内液　18
細胞内寄生菌　147
細胞分裂　39
細胞膜　30, 31, 31
作業療法　20
作業療法士　20
作為体験　181
左心不全　91
嗄　声　122
ザナミビル　145
サルモネラ　153
酸　38
酸化還元酵素　33
酸化ストレス　37
酸化反応　36
三環系抗うつ薬　184
酸　性　31
酸　素　37, 47, 48
酸素供給量　84
酸素消費量　84
酸素分圧　48
残尿発生期　160

し

CEA　125, 128
GOT　89, 130
COPD　75
自我意識障害　181
紫外線　99
視　覚　45
視覚器の構造　45
C 型肝炎　130
磁気共鳴画像検査　45
ジギタリス　94
色　盲　66
子宮頸癌　157
子宮体癌　157
CK（クレアチンキナーゼ）　89
刺　激　45
刺激期　160
刺激伝導系　94
自己抗体　169

思考障害　181
思考吹入　181
思考制止　183
思考伝播　181
自己免疫疾患　65, 114, 162, 170
自殺企図　184
脂　質　28, 36, 175
脂質異常症　175
視　床　108
視床下部　80, 168
姿勢反射障害　112
疾　患　61
失語症　104
疾　病　61
シナプス　113
シナプス小胞　113
自発性低下　182
GPT　130
脂肪酸　35
尺　骨　23
収縮期血圧　78
重症筋無力症　113
重層扁平上皮　15
十二指腸潰瘍　116
十二指腸球部　116
終　脳　52
粥　腫　103
受　精　40
出血性大腸炎　152
シュニッツラー転移　125
腫　瘍　65
受容体　175
腫瘍マーカー　159
循環器系　44, 56, 77
循環系　46
消化器系　44, 58, 116
消化性潰瘍　116
小球性低色素性貧血　97
小細胞癌　75, 143
上　肢　22
脂溶性ビタミン　29, 36
小　脳　52, 108
上皮組織　42, 156
漿　膜　117
漿膜下層　117
上　腕　22
上腕筋　23
上腕骨　23
上腕三頭筋　23
上腕二頭筋　23

食行動　8
食生活の欧米化　126
食中毒　151
食道癌　75, 120
食道静脈瘤　132
触　媒　32
食物抗原　49
食物繊維　126
助産師　7
徐　脈　95
自律神経系　52
心因反応　66
真核生物　31
新型インフルエンザ　145
心窩部痛　125
心気妄想　183
心筋梗塞
　　5, 44, 62, 82, 88, 91, 178
心筋細胞　5
真菌性肺炎　70
神経系　44, 51, 58, 102
神経原線維変化　110
神経組織　43
心原性ショック　88
進行胃癌　124
進行癌　121
人工肛門　128
人工心肺装置　16
人工透析　20
人工免疫　51
心　室　91
心室細動　95
心室性期外収縮　95
心室粗動　95
腎　症　164
心身症　66
心　臓　46
診　断　67
心電図　87
浸　透　18
浸透圧　79
心拍出量　77
心拍数　77, 78
心不全　4, 62, 91
腎不全　20, 166
心　房　91
心房細動　95, 105
心房粗動　95
心房性期外収縮　95, 95
診療情報　26

索引

す

診療情報管理士　26
水素イオン指数　18, 32
錐体外路症状　111
髄膜刺激症状　107
睡眠障害　184
水溶液　31
水溶性ビタミン　29, 36
すくみ足　112
ストレス　81, 118
スーパーオキシド　37
スーパーオキシドジスムターゼ（SOD）　37
スワンネック変形　172

せ

生化学的検査　11, 15
生活行動　8
生活習慣病　29, 162, 166
生　殖　39
生殖医療　40
生殖器　156
静水圧　19
性染色体　40
生体触媒　33
生体防御　46, 49
生命維持管理装置　16
生理学　44
生理学的検査　11, 15
生理食塩水　31
咳　143, 148
脊　髄　52
石灰水　38
赤血球　47, 96, 99
セロトニン　183
セロトニン・ノルアドレナリン再取り込み阻害薬　184
腺　癌　123, 127, 143, 156
穿　孔　117
染色体　40
染色体異常　66
選択的セロトニン再取り込み阻害薬　184
先天性疾患　40, 66

蠕動運動　9
前頭葉　104
喘　鳴　137
線毛円柱上皮　15
線溶系　88
前立腺　159
前立腺癌　159
前立腺特異抗原　160
前立腺肥大症　159
前　腕　22

そ

躁うつ病　182
臓　器　42
早期胃癌　124
早期癌　121
双極型　182
造血幹細胞　99
相同染色体　40
側頭葉　104
組　織　42
組織液　18
組織プラスミノーゲンアクチベーター　90, 105

た

体　液　17, 46
体液性免疫　50, 174
体感幻覚　181
大細胞癌　143
体細胞分裂　39
代　謝　32, 162
体性神経系　52
大　腿　22
大腸癌　126
大腸の構造　126
大脳半球　52, 104
ダグラス窩　125
脱離酵素　33
タバコ　80, 118
WPW症候群　95
タミフル　71, 145
タール便　97, 119
痰　134, 148

単極型　182
炭酸ガス　38, 48
炭酸カルシウム　38
炭酸水素ナトリウム　38
炭酸リチウム　185
炭水化物　28
男性ホルモン　159
タンパク質　28, 40
タンパク質毒素　50

ち，つ

知覚障害　181
チーム医療　7
中枢神経系　43, 51
中性脂肪　28, 36
中　脳　52
中和反応　38
腸炎ビブリオ　152
聴　覚　45
腸管出血性大腸菌感染症　152
直　腸　127
チロキシン（T$_4$）　168
痛　風　55, 165
痛風腎　166
ツベルクリン反応　50, 148

て

T$_3$　168
T$_4$　168
TIA　103
TRH　168
低アルブミン血症　132
TSH　168
TSH受容体　169
TSH放出ホルモン　168
低HDLコレステロール血症　176
DNA　30, 40, 41, 99
T細胞　50
t-PA　90, 105
TUR-P　161
デオキシリボ核酸
　　　　　→DNAを見よ

索引

テストステロン 159
鉄欠乏性貧血 96
鉄剤 98
転移酵素 33
転座 99
電子 38
転写 41

と

糖 35
同化 32
洞結節 94
統合失調症 180
橈骨 23
糖質 28
洞性頻脈 95
透析 16
糖尿病 25, 55, 65, 85, 162
洞不全症候群 95
洞房結節 94
洞房ブロック 95
動脈硬化 80, 88, 102, 177
独語 182
毒素型 151
吐血 119
突進現象 111
突進歩行 112
ドーパミン 111, 180
トリグリセリド 28, 176
トリヨードチロニン（T_3） 168
貪食 174

な

内因 63
内因性疾患 63
内視鏡的粘膜切除術 126
内腺 159
内分泌系 44, 57, 162
ナトリウムポンプ 31
軟膜 106

に

2型糖尿病 162

二酸化炭素 38, 47
二次結核 148
二次止血 82, 88
二次性高血圧 79
二重らせん構造 41
ニッシェ 119
ニトログリセリン 87
乳癌 156
乳酸デヒドロゲナーゼ（LDH） 89
乳房温存療法 158
乳房切除術 158
ニューロン 43, 51
尿 53
尿酸 54, 166
尿酸値 55
尿素 39, 53, 132
尿道 160
尿閉期 160
尿路系 57
認知症 109

ぬ, ね

ヌクレオチド 41
粘液 118
粘膜下層 117, 121
粘膜筋板 117, 121
粘膜固有層 121
粘膜上皮 121
粘膜防御因子 116

の

脳 102
　──の構造と働き 52
脳圧降下薬 109
脳下垂体後葉 80
脳下垂体前葉 168
濃グリセリン・果糖配合剤 108
脳血栓症 102
脳梗塞 44, 62, 82, 102, 178
脳実質内出血 106
脳出血 105

脳塞栓症 103
脳転移 142
濃度 31
脳動脈瘤 106
能動輸送 31
脳ヘルニア 106, 108
ノルアドレナリン 81, 86, 118, 137, 183
ノロウイルス 154

は

肺うっ血 5
肺炎 12, 70
徘徊 110
肺活量 139
肺癌 75, 141
肺気腫 70, 138
配偶子 40
肺結核 71, 147
肺水腫 93
排泄行動 8
肺線維症 70
バイタルサイン 67
排尿障害 160
肺の構造 143
肺胞 48, 137
肺胞壁 138
パーキンソン病 111
歯車現象 111
バセドウ病 53, 65, 167
バソプレシン 80
八味地黄丸 161
ばち指 140
発癌物質 141
白血球 47, 50, 99, 174
白血病 98
白血病裂孔 101
反回神経 122
反回神経麻痺 122, 143
伴性遺伝 42

ひ

ビア樽状胸郭 139
PSA 160
pH 18, 32

被害妄想　181
被　殻　108
B 型肝炎　130
B 細胞　50
非小細胞癌　75, 143
微小妄想　183
ヒス束　94
ヒスタミン　135, 175
ヒスタミン受容体　175
微生物学的検査　11, 13
ビタミン　28, 36, 63
ビタミン B_1　73
ビタミン C　98
ビタミン K　90
ヒトパピローマウイルス　158
ヒト免疫不全ウイルス（HIV）
　　　　　　　　　　71
泌尿器系　44
微　熱　148
飛沫感染　147
肥満細胞　174
病　気
　　——の原因　63
　　——の診断　67
　　——の定義　61
　　——の予防　66
病原体　12, 63
病原微生物　12
表在癌　121
病理学的検査　11, 14
日和見感染　149
日和見感染症　70
びらん　116
貧　血　91
頻　脈　95, 170

ふ

フィジカルアセスメント　67
フィブリン　82, 88, 177
フィラデルフィア染色体　99
副交感神経　52, 86, 136
腹式呼吸　141
腹　水　93
浮　腫　93, 131
不正性器出血　159
不整脈　94
プラーク　177

ブリンクマン指数　142
プリン体　55, 166
プルキンエ線維　94
プロゲステロン　158

へ

平衡覚　45
閉塞性呼吸障害　138
ペプシン　35, 118
ヘマットクリット　47
ヘモグロビン（Hb）　48, 96
ヘリコバクター・ピロリ
　　　　　　39, 76, 118, 123
ペルオキシダーゼ染色　101
ヘルパーT細胞　50
ヘロイン　68
ベロ毒素　152
変　異　144
偏性好気性菌　147
便潜血　127
扁平上皮癌　121, 143, 157
弁膜症　91

ほ

房室結節　94
房室ブロック　95
放射性核種スキャン　45
放射線　99
膨満感　125
保健師　7
保健師助産師看護師法　7
補酵素　29, 36
ボタン穴変形　172
ボツリヌス菌　115
ホメオスタシス　79
ボールマン分類　125
ホルモン　51, 53, 65
ホルモン異常　53
本態性高血圧　79
翻　訳　41

ま

マイコプラズマ　64

マクロファージ　50, 174, 177
末梢血管抵抗　77
末梢神経系　43, 52
末梢神経障害　164
慢性肝炎　72
慢性骨髄性白血病　100
慢性白血病　99
慢性閉塞性肺疾患（COPD）
　　　　　　　　　　75
慢性リンパ性白血病　100
マンニトール　109
マンモグラフィー　158

み

ミオシン　21
味　覚　45
水　29, 31
ミトコンドリア　37
ミネラル　28
耳の構造　46

む

無為自閉　182
無機化合物　29
無性生殖　40
無　動　111
胸やけ　125

め

メタボリックシンドローム　29
滅裂思考　181
メルゼブルグ三徴　170
免　疫　49, 65, 113
免疫グロブリン（Ig）　50
免疫系　65, 162
免疫・血清学的検査　13
免疫複合体　172
免疫不全　72
免疫力　149

索引

も

妄想気分　181
妄想知覚　181
妄想着想　181
網膜症　164
モルヒネ　68

や 行

薬害　72
やまい（病）　61

有機化合物　29
有糸分裂　39
有性生殖　40
幽門部　116, 123

溶液　31
溶血性尿毒症　152
溶質　31
陽性症状　181
溶媒　29, 31

抑うつ　183
欲動・行動障害　181
予備軍　62
予防　66
予防医学　66

ら 行

ラクナ梗塞　104

リウマトイド因子　171
リエントリー　95
理学療法　20
理学療法士　20
理学療法士及び作業療法士法　20
離人症　181
リスクファクター　67
リスクプロフィール　67
利尿薬　94
リボ核酸　41
両価性　181
良性腫瘍　127
リレンザ　71, 145
リンゲル液　31
リン脂質　31

臨床検査　11, 76
臨床検査技師　10
臨床検査技師法　11
臨床工学技士　16
臨床工学技士法　16
リンパ液　46
リンパ管　46
リンパ球　50
リンパ系　46
リンパ節　46

ルゴール染色　122

連合弛緩　181
攣縮　86, 107
レントゲン　44

ロイコトリエン　136
老化　37
労作性狭心症　85
老人斑　110

わ

ワクチン　51
ワクチン療法　51
ワルファリン　90

【編著】

鳥澤　保廣（とりさわ　やすひろ）
　1951 年 静岡県に生まれる
　1976 年 千葉大学薬学部 卒
　1978 年 千葉大学大学院薬学研究科
　　　　　　　　　　修士課程 修了
　現 高崎健康福祉大学薬学部 特任教授
　専攻 創薬科学, 有機化学
　薬学博士

【編著】

蜂谷　正博（はちや　まさひろ）
　1960 年 東京都に生まれる
　1982 年 星薬科大学薬学部 卒
　1995 年 埼玉大学大学院経済科学研究科
　　　　　　　修士課程（医療経済学）修了
　2005 年 早稲田大学社会科学部（医事法学）卒
　現 メビウス教育研究所 代表
　専攻 薬理学
　修士（経済学）

【執筆】

前田　環（まえだ　たまき）
　1957 年 鹿児島県に生まれる
　1984 年 大阪医科大学医学部 卒
　現 大阪医科大学看護学部 教授
　専攻 病理学
　医学博士, 病理専門医

第 1 版 第 1 刷 2012 年 3 月 16 日 発行

看護・医療系のための
からだと病気の基礎知識

Ⓒ 2012

編　者　　鳥　澤　保　廣
　　　　　蜂　谷　正　博
発行者　　小　澤　美　奈　子
発　行　　株式会社東京化学同人
東京都文京区千石 3-36-7(〒112-0011)
電話 03-3946-5311・FAX 03-3946-5316
URL: http://www.tkd-pbl.com

印刷・製本　株式会社シナノ

ISBN 978-4-8079-0763-2
Printed in Japan
無断複写, 転載を禁じます.

本書姉妹編

看護・医療系のための
くすりと治療の基礎知識

鳥澤保廣・蜂谷正博 編

A5判　2色刷　約250ページ　2012年12月刊行予定

高校レベルの基礎知識を薬の働きや治療と正しくリンクさせ，健康を守る人が健康であるための基礎をしっかりと学習できる看護・医療系学部の1, 2年生向けテキスト．医療に必要な化学の知識をコンパクトに整理し簡単な練習問題も収載している．

主要目次 薬を知るための知識（薬の定義，薬を知るための化学の基礎知識）／知っておきたい薬物治療（病気の治療と薬，知っておきたい薬物治療，薬とリスク，間違えやすい薬の名前）／知っておきたい検査と検査値／練習問題

実践的な英会話集

看護師のための
英会話ハンドブック

CD付

上鶴重美・Eric M. Skier 著

新書判　2色刷　192ページ　本体価格 1800円＋税

多様な看護場面を取上げ，各場面でよく使う表現と英語のコツを学べるように，実際の場面に沿った会話例を豊富に掲載．ネイティブスピーカーによりすべての場面を録音した付録CDは，聞き取りや発音練習に役立つ．

薬学生・薬剤師のための
英会話ハンドブック

CD付

原　博・Eric M. Skier・渡辺朋子 著

新書判　2色刷　224ページ　本体価格 3000円＋税

日本薬学会 編

薬学生・薬剤師のための
知っておきたい病気 100

B6 判　312 ページ　本体価格 2600 円＋税

国家試験出題範囲や処方箋数が多いと推定される病名から，薬剤師およびそれを目指す薬学生がぜひ"知っておきたい"病気を選び(約100)，分類・定義／病因／症状／病態／診断／薬物治療などの項目を簡潔に記載したハンドブック．

知っておきたい臨床検査値

B6 判　264 ページ　本体価格 2600 円＋税

医・薬・看護教育に必要な臨床検査について解説する．各臨床検査について，基準値／測定値の意義／高値になるとき／測定法・原理などを記載する．実務実習期間中，常に携行でき，役立つハンドブックであり，卒業後の臨床業務にも活用できる．

薬学生・薬剤師のための
知っておきたい生薬 100 第 2 版
― 含 漢方処方 ―

B6 判　208 ページ　本体価格 2600 円＋税

薬学教育モデル・コアカリキュラムの実践に必要な生薬のハンドブック．一般漢方および医療用漢方処方に汎用される約100種類の生薬について，基原植物，主要成分，確認試験，薬効・薬理，用途・配合処方などをわかりやすく収載．第16局方改正に伴い改訂．

知っておきたい薬物治療

B6 判　440 ページ　本体価格 2800 円＋税

薬学生・薬剤師を対象に，処方鑑査，服薬指導などの薬剤師業務，および適正な薬物治療を推進するために最低限必要な薬物治療の知識をまとめたハンドブック．各病気ごとに"分類，病態，診断／治療／医薬品の選択／使用上の注意"などを記載．

看護・医療系学生のための基礎テキストシリーズ

インテグレーテッドシリーズ
B5判　カラー

① 生化学
J. W. Pelley 著／堅田利明・金保安則 訳
256 ページ　本体価格 3800 円＋税

② 免疫学・微生物学
J. K. Actor 著／大沢利昭・今井康之 訳
200 ページ　本体価格 3400 円＋税

③ 解剖学・発生学
B. I. Bogart, V. H. Ort 著
依藤 宏・大谷 修・小澤一史・村上 徹 訳
432 ページ　本体価格 6200 円＋税

④ 薬理学
M. Kester, K. E. Vrana, S. A. Quraishi, K. D. Karpa 著
中畑則道・石井邦明・吉田 真・守屋孝洋 訳
268 ページ　本体価格 4200 円＋税

⑤ 生理学
R. G. Carroll 著
鯉淵典之・瀬尾芳輝・岡田隆夫・本間生夫 訳
268 ページ　本体価格 4200 円＋税

⑥ 神経科学
J. Nolte 著／白尾智明 監訳
268 ページ　本体価格 4200 円＋税